梅海波　谢鑑辉　主编 ---------------------------------------

先天性胫骨假关节 100 问

世界图书出版公司

广州·上海·西安·北京

图书在版编目 (CIP) 数据

先天性胫骨假关节 100 问 / 梅海波，谢鑑辉主编 . —广州：
世界图书出版广东有限公司 , 2016.9（2025.1重印）
ISBN 978-7-5192-1860-7

Ⅰ . ①先… Ⅱ . ①梅… ②谢… Ⅲ . ①胫骨—关节疾
病—诊疗—问题解答 Ⅳ . ① R684-44

中国版本图书馆 CIP 数据核字 (2016) 第 221359 号

先天性胫骨假关节 100 问

策划编辑：	李 平
责任编辑：	曾跃香
责任技编：	刘上锦
封面设计：	周文娜
出版发行：	世界图书出版广东有限公司
地　址：	广州市新港西路大江冲 25 号
电　话：	020-84460408
印　刷：	悦读天下（山东）印务有限公司
规　格：	787mm×1092mm　1/16
印　张：	9
字　数：	100 千
版　次：	2016 年 9 月第 1 版
印　次：	2025 年 1 月第 2 次印刷
ISBN	978-7-5192-1860-7
定　价：	58.00 元

前　言

　　也许，你从来没有听说过"先天性胫骨假关节"这种疾病。它是一种非常罕见的危害孩子健康的先天性骨骼疾病，同时，它又是儿童骨科难治性疾病之一，其发病率为 1/14 万—1/25 万。

　　目前，"先天性胫骨假关节"的诊疗仍然是全球性的一个医学难题。虽然经历了近百年的医学临床探索和研究，世界各国儿童骨科专家为此付出了巨大的努力，对其治疗目标基本上形成了共识，但由于"先天性胫骨假关节"疾病的复杂性、其所致的骨骼畸形的多样性、诊疗中的难以预见性以及患儿个体情况的差异性等因素，导致疾病的诊疗周期较长，患儿往往要经历 2—3 次甚至更多次手术的创伤及痛苦，术后需要长达 4—6 个月的外固定支架固定，外固定支架拆除后还需石膏固定 2—3 个月。之后是严格的佩戴保护支具及持之以恒的康复训练，直至骨骼成熟。在不出现并发症（如再次骨折、踝外翻等）的情况下都必须坚持数年不间断的随访与观察。作为医生，必须具备仁心仁术，精益求精；而家长更要直面困难，知难而进，正确认识疾病诊疗的难度，信任医生、配合诊疗，与孩子、医生共同努力，积极面对疾病，以取得更好的诊疗效果。

作为儿童骨科医生，每当接诊一个个被"先天性胫骨假关节"所折磨而不能正常行走的患儿，望着家长急切、期盼、信任的眼神，我们从内心深处感到责任的重大。当家长们提出一个个医学疑问，提出一个个该为孩子做什么、怎么做的问题时，我们感受到他们是多么迫切地渴望了解疾病的诊疗、预后、护理、康复等医学知识。一种医者的使命感，一份医学知识普及的责任感，使我们整理完成了这本《先天性胫骨假关节100问》书稿。

全书分为六个部分，通俗详细地介绍了先天性胫骨假关节疾病的基础医学知识、如何进行个体化的治疗、患儿手术前后如何保证营养、手术前后如何护理及康复训练、出院后如何进行家庭护理及随访的事宜，最后一部分分享了典型病例。衷心希望本书的出版能给病患儿及其家庭带来帮助。让我们和孩子、家长一起以积极、努力的心态投入到疾病的治疗康复之中。能让患儿早日康复，像正常人一样生活，既是我们的目标，也是我们最大的心愿。

本书在编写过程中得到了湖南省儿童医院"先天性肢体畸形矫治中心"专家们的支持与指导，得到了骨科全体同仁的积极参与并撰写。同时由于时间仓促，如有不当之处，敬请广大读者与同仁斧正。本书参考了大量国内外医学资料，在此谨表谢忱。

赫荣国

2016 年 8 月

目录

二、治疗篇

三、营养篇

四、护理篇

五、随访篇

六、分享篇

基础篇

✚ 1. 先天性胫骨假关节是什么疾病？

诚诚出生时小腿就是弯的，妈妈带他去医院看病，拍了 X 光片后，医师说诚诚的诊断是"先天性胫骨假关节"。诚诚妈妈从没有听说过这种疾病，她非常担心地问医师：什么是"先天性胫骨假关节"呢？

"先天性胫骨假关节"是一种罕见的儿童先天性骨骼疾病（图 1-1）。

正常人小腿有一粗一细的两根骨骼，粗的一根骨骼叫胫骨，细的一根骨骼叫腓骨，胫骨是主要负重的骨骼（图 1-2）。"先天性胫骨假关节"是

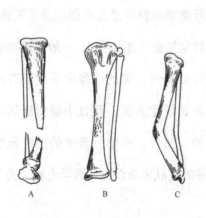

图 1-1 先天性胫骨假关节

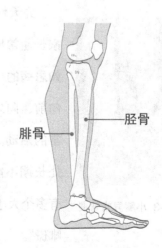

胫骨

腓骨

图 1-2 胫骨与腓骨

下 1/3 处的骨骼发育异常。由于骨骼先天发育异常，以致无法形成正常的骨骼，而不能担负起承重、支撑的功能，导致以小腿向前、向外侧的成角畸形、病理性骨折和骨不连接等为主要特征的疾病。

由于骨骼发育异常所致的胫骨畸形和特殊类型的骨折不愈合，最终形成局部的异常活动。由此可见，"胫骨假关节"它不是一个真正意义上的关节，而是非正常结构的、不具备关节功能的特殊类型骨折不愈合。

先天性胫骨假关节至今仍未完全明确其发病的原因。目前，医学界认同较多的病因学大致包括：（1）骨膜病变学说；（2）胫骨先天性发育不良学说；（3）肿瘤学说等。

2. 先天性胫骨假关节有什么表现？

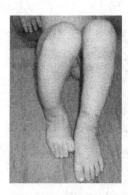

图1-3 小腿异常弯曲

先天性胫骨假关节通过照片可以确诊。但细心的家长通常早期就能够观察到患儿小腿的非正常症状，如患病的小腿异常弯曲（图1-3）。一般小腿表现为向前、向外侧弯曲畸形，有的小腿中下段还存在异常的活动。患肢易发生骨折，而且小腿骨折后骨折处长期不能愈合。另外，有部分孩子的全身皮肤上有多个大小不等的皮肤色素沉着，医学上称之为"咖啡斑"。

✚ 3. 如何早期发现先天性胫骨假关节？

如果家长发现患儿有下列情况，应警惕有"先天性胫骨假关节"的可能。

（1）小腿异常弯曲变形，特别是向前向外侧弯曲畸形。一般孩子出生后就能被发现，1岁后学步时表现更明显。

（2）小腿中下段有异常的活动。这种情况多数在胫骨发生骨折后被发现。

（3）小腿骨折后长期不能愈合。

（4）有先天性胫骨假关节疾病家族病史。

（5）全身多处皮肤有褐色斑块（咖啡斑），不突出皮面。

✚ 4. 神经纤维瘤病是什么病？

神经纤维瘤病是一种良性的先天性遗传性周围神经疾病，属于常染色体显性遗传病，就是常说的遗传病。

其组织学上起源于周围神经鞘神经内膜的结缔组织。它常累及起源于外胚层的器官，如神经系统、眼和皮肤等，是常见的神经皮肤综合征之一。

⚕ 5. 神经纤维瘤病分哪些类型和表现？

根据患儿的临床表现和基因定位位点不同，临床上分为两种类型。即神经纤维瘤病Ⅰ型和神经纤维瘤病Ⅱ型。

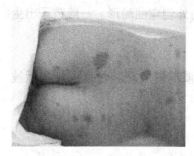

图 1-4 皮肤牛奶咖啡斑

神经纤维瘤病Ⅰ型的临床表现：

（1）皮肤牛奶咖啡斑：几乎所有的患儿都有皮肤色素斑，呈淡棕色、暗褐色或咖啡色。腋窝部出现雀斑样色素沉着。

（2）多发性神经纤维瘤：患儿可全身出现无痛性皮下肿物，并逐渐增加和扩大。青春期进展明显，多无临床症状，少数表现为放射性或灼烧样疼痛、肿瘤压迫视神经可引起视力下降等。

（3）神经症状：多数患儿无不适，仅少数患儿出现智力下降、记忆力障碍、癫痫发作、肢体无力、麻木等症状。

（4）骨骼损害：少数患儿出生时即出现骨骼发育异常，或肿瘤生长过程中压迫骨骼引起异常。

（5）内脏损害：生长于胸腔、纵隔、腹腔或盆腔的神经纤维瘤可引起内脏症状，其中消化道受累可引起胃肠出血或梗阻，还可引起内分泌异常。

神经纤维瘤病Ⅱ型的临床表现：

患儿双侧进行性听力下降是首先出现的最为常见的症状，也有部分患儿表现为单侧严重的听力障碍或波动性听力丧失或突发性听力丧失。

最常见的临床症状为耳鸣、听力下降、头晕，其次为手颤、走路摇摆、语调异常等共济失调表现，以及口角歪斜、面部麻木感等，这些症状多为单侧。少数患者诉持续性头疼，伴恶心、呕吐和视物不清等颅内压增高表现。

➕ 6. 患有神经纤维瘤病 I 型的孩子就一定会得先天性胫骨假关节吗？

咖啡斑并不只是神经纤维瘤病才会出现的特异性表现。其他疾病，例如结节性硬化、麦丘恩 – 奥尔布赖特综合征、普罗特斯综合征等疾病，同样有可能伴有咖啡斑。

患有神经纤维瘤病 I 型的患儿，发生先天性胫骨假关节的概率会显著高于普通人群。目前，在就诊的先天性胫骨假关节患儿中约有 50% 的患儿患有神经纤维瘤病 I 型，但并不是患有神经纤维瘤 I 型的患儿就一定会发生先天性胫骨假关节疾病。

➕ 7. 身上有牛奶咖啡斑就一定是神经纤维瘤病吗？

1987 年美国 NIH（国立卫生研究院）制定了神经纤维瘤病的诊断标准。

神经纤维瘤病 I 型诊断标准：

（1）6 个或 6 个以上的咖啡斑，青春期前最大直径 5mm 以上，青春期后最大直径 15mm 以上。

（2）2个或2个以上任意类型神经纤维瘤或1个丛状神经纤维瘤。

（3）腋窝或腹股沟褐色雀斑。

（4）视神经胶质瘤。

（5）2个或2个以上Lisch结节，即虹膜错构瘤。

（6）明显的骨骼病变：如蝶骨发育不良，长管状骨皮质菲薄，伴有假关节形成。

（7）一级亲属中（指父亲、母亲）有确诊神经纤维瘤病Ⅰ型的患儿。

上述标准符合2条或以上者可诊断神经纤维瘤病Ⅰ型。

咖啡斑只是神经纤维瘤病的表现之一，需要达到上述诊断标准才能明确诊断。

✚ 8. 神经纤维瘤病会遗传吗？

神经纤维瘤病Ⅰ型其致病基因位于常染色体17q11.2。该染色体位点缺失，致使患病者不能产生相应的蛋白——神经纤维瘤蛋白。神经纤维瘤蛋白是一种肿瘤抑制因子，通过加快降低原癌基因p21-ras的活性从而减缓细胞增殖。

神经纤维瘤病Ⅱ型位于常染色体22q11.2。患病者此基因位点缺失，致使患儿体内不能产生雪旺氏细胞瘤蛋白。该蛋白是否是抑癌基因及其作用机制目前尚不清楚。但它可能在细胞周期的运行、细胞内及细胞外信号传导系统中起作用。

目前的研究已经证实，神经纤维瘤病属于常染色体显性遗传疾病，若夫妻双方只有一方患病，遗传给后代的概率是 50%。

➕ 9. 先天性胫骨假关节会遗传吗？

目前研究尚未发现先天性胫骨假关节和遗传相关。

关于该病的成因有许多学说。

宫内压迫学说认为胎儿在子宫内，足呈极度背屈，压在下 1/3 胫骨上，严重影响该处血供。有人认为是宫内创伤，形成该处骨折产生畸形。但更多的人认为是一种全身代谢性紊乱引起的疾患，有的病人合并有皮肤色素斑，局部常合并有神经纤维瘤的存在。也有学者认为先天性胫骨假关节和骨纤维结构不良可能属同一病因，仅有不同的临床表现。

➕ 10. 小腿弯曲都是先天性胫骨假关节吗？

先天性胫骨假关节诊断不困难，但并不是所有的小腿弯曲都是先天性胫骨假关节。早期假关节没有形成之前应该与以下疾病相区别：

（1）骨折畸形愈合或不愈合：小儿外伤性胫骨骨折,畸形愈合可以发生，而骨折不愈合罕见。即使产生不愈合，也常可见到有骨痂生长。

（2）成骨不全：成骨不全是全身性疾病，大多数病例有多次骨折病史。

很容易发生骨折但愈合也较快。此外，此病还会有蓝巩膜、听力障碍等特殊症状。

（3）佝偻病：长骨干骺端软骨板和骨组织钙化不全，下肢因负重引起膝内翻，多为双侧，X线发现干骺端变宽，骺线增宽。但一般无明显骨质硬化，骨髓腔通畅。

（4）骨纤维结构不良或骨瘤样病损。

---

11. 一定要形成假关节后才能诊断为先天性胫骨假关节吗？

典型的先天性胫骨假关节畸形是患儿患肢的小腿下 1/3 处向前外侧弯曲成弧形或形成一个异常的关节，使患腿变短。临床最常使用的分型方法为 Crawford 的四种类型，都有胫骨向前弯曲。根据分型，只有Ⅳ型（第四型）先天性胫骨假关节才会有假关节形成，前三型都可能不会有假关节形成，因此不一定要形成假关节才能诊断为先天性胫骨假关节。

---

12. 先天性胫骨假关节有哪些临床分型？

先天性胫骨假关节临床最常使用的分型方法为美国医生 Crawford 提出的分型方法。

Crawford 分型的四种类型都有胫骨向前弯曲，如图 1-5 所示：

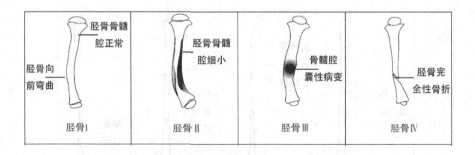

图 1-5 先天性胫骨假关节分型方法

（1）Ⅰ型：仅有胫骨向前弯曲。在畸形的顶点能够观察到骨髓腔通畅、骨皮质增厚。这种类型的孩子常有好的预后，一些甚至可能不会发生骨折。此类型需定期观察胫骨变化，避免剧烈运动以及防止外伤，最好使用支具保护患肢。后期可能会遗留直肢体短缩。

（2）Ⅱ型：除了胫骨弯曲外，胫骨骨髓腔细小、骨皮质增厚。此类型需密切观察胫骨变化，支具保护下完成日常活动，禁止剧烈运动，防止外伤。待骨骼成熟以后大多需行肢体力线矫形或肢体延长治疗。

（3）Ⅲ型：胫骨内可看到囊性病变，X 线片表现为类圆形的透光区。这种类型的胫骨假关节孩子多数会早期骨折，因此可能需要早期治疗。

（4）Ⅳ型：表现为胫骨完全性骨折，腓骨可正常、弯曲或骨折。

另外，先天性胫骨假关节患儿的腓骨 X 线表现可能包括以下四种情况：

（1）腓骨发育正常。

（2）腓骨发育不良（腓骨直径小于健侧腓骨直径）。

（3）腓骨囊性变，多数发生在腓骨下 1/3。

（4）腓骨假关节，腓骨骨折。

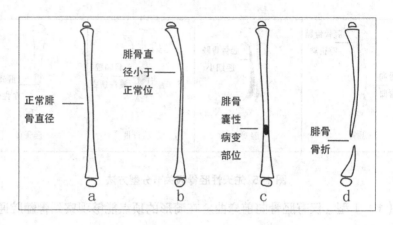

a 发育正常的腓骨　　b 发育不良的腓骨

c 腓骨囊性病变　　　d 腓骨骨折

图 1-6　腓骨 X 线表现

13. 先天性胫骨假关节的治疗原则是什么？

了解先天性胫骨假关节的临床分型对于指导治疗和预后很有帮助。

Ⅰ、Ⅱ型的胫骨假关节可予以临床观察，佩戴支具保护患肢。

先天性胫骨假关节Ⅲ型病例患儿容易发生早期骨折，因此发生骨折后需要手术治疗。

Ⅳ型的病例一般需要手术治疗。手术时机依据肢体短缩程度、年龄、营养等情况综合考虑。

14. 先天性胫骨假关节会影响孩子长个子吗？

先天性胫骨假关节一般情况下不会影响孩子长个，因为人体的身高由基因和环境决定。建议患儿平时注意平衡膳食，养成良好的饮食习惯和生活习惯，保证足够的睡眠，积极预防常见病如感冒、腹泻等。孩子做完手术后在佩戴支具保护的情

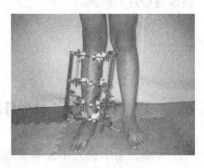

图 1-7 佩戴支具

况下可以参加合适的体育活动，一般成年后都能达到其预期的身高。

15. 先天性胫骨假关节会影响孩子走路吗？

在一般情况下，先天性胫骨假关节治愈后不会影响孩子走路。但是由于某种原因遗留有下肢不等长畸形、踝外翻畸形、胫骨近端外翻畸形时可能会影响孩子行走。

上述情况大都可以通过手术矫正，例如胫骨不等长可行延长手术实现肢体等长；踝外翻畸形可行胫骨远端半骨骺阻滞术矫正，胫骨近端外翻畸形可行胫骨近端内侧半骨骺阻滞术矫正。

先天性胫骨假关节患儿中大部分孩子踝关节功能良好，但有少部分孩子会发生踝关节屈伸功能活动范围异常。目前的联合手术方式是用髓内棒

固定踝关节于中立位，待假关节愈合后将髓内棒插入胫骨或取出髓内棒，能取得较好的效果。

➕ 16. 先天性胫骨假关节会引起孩子长短腿吗？

大部分手术患儿不会有长短腿。如果手术前设计预计切除胫骨假关节后，患侧胫骨会短缩 3cm 以上，医生就会建议为孩子做第一次手术时行胫骨延长手术，实现双侧胫骨等长。小部分孩子如术后出现胫骨短缩，也可行适时胫骨延长，实现胫骨等长。

另外，有小部分患儿可能会出现患肢过度生长，可通过骨骺阻滞术，减慢过度生长肢体的速度，实现两个肢体长度相等。引起患肢过度生长的原因目前不清楚。

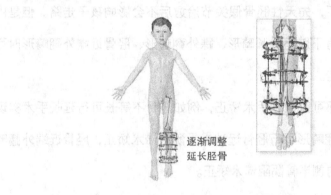

逐渐调整
延长胫骨

图 1-8 通过胫骨延长手术实现胫骨等长

17. 孕检能检查出先天性胫骨假关节吗？

诚诚是先天性胫骨假关节患儿，诚诚父母计划生育二胎，但很担心二胎也可能患该病，想咨询医生孕检是否可早期发现先天性胫骨假关节。

国外报道先天性胫骨假关节的发病率为 1/14 万至 1/25 万，属于罕见疾病，目前没有很好的方法早期发现该病。

有研究报道，伴有神经纤维瘤病Ⅰ型的先天性胫骨假关节患儿存在 17 号染色体基因突变，通过染色体基因检测可能预测该病，但目前绝大部分医院未开展该染色体基因检测。

有时孕妇行 B 超检查时可发现胎儿胫骨弯曲，但并不是所有 B 超发现的胫骨弯曲的胎儿都是先天性胫骨假关节患儿，常令确诊陷入二难选择。

18. 如何拍摄 X 线片才能诊断先天性胫骨假关节？

一般通过拍摄标准的双侧胫腓骨正、侧位片，可以确诊先天性胫骨假关

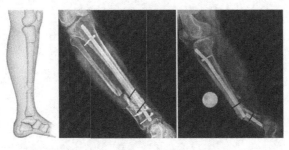

图 1-9 通过 X 线片确诊先天性胫骨假关节

节病。

虽然先天性胫骨假关节大部分发生于单侧，但也有少数病例发生于双侧。同时，拍健侧胫骨的 X 线片有助于医生测量双侧胫骨的长度，为需胫骨延长的孩子提供参考依据。因此，拍摄双侧胫腓骨正、侧位片是非常必要的。

专家指出，定期拍摄 X 线片一般不会对孩子身体有影响。但超剂量、无计划的拍摄 X 线片会对机体带来伤害。遵从医师的指导，避免不必要的 X 线检查至关重要。

二

治疗篇

✚ 19. 治疗先天性胫骨假关节如何达成医患共识？

先天性胫骨假关节是儿童骨科中的难治疾病之一，主要的治疗方法是外科手术治疗，其目的是获得长期骨愈合，防治肢体不等长，避免力线异常、关节僵硬和病理性骨折。

经历了近百年的临床探索，医生对先天性胫骨假关节的治疗目标基本上形成了共识，一致主张先天性胫骨假关节初期手术治疗实现假关节愈合、生长期保持假关节持续愈合，以及预防和处理胫骨短缩、成角畸形及踝外翻等并发症，是治疗先天性胫骨假关节的终极目标。

在假关节获得初步愈合后，为了发现和矫正后遗畸形，每个患先天性胫骨假关节的孩子必须定期随访，直至骨骼发育成熟。

近年来出现了一些新型的治疗方案，包括间充质干细胞移植、骨形成蛋白、双膦酸盐及其他新的手术方法等，对于医生来说根据病人情况个体化地选择治疗方法，对继发畸形的防治以及对并发症的预处理均有重要意义。

对患儿家长来说，正确地认识到治疗该病的难度，例如治疗周期长、并发症多以及费用较高等，能促进和提高家长对患儿治疗的依从性，积极地克服治疗中的困难，始终能与医生共同努力面对疾病，是患儿获得较好治疗效果的前提与基础。

➕ 20. 先天性胫骨假关节的主要治疗方法有哪些？

先天性胫骨假关节的主要治疗方法是外科手术治疗，其目的是获得长期骨愈合，防治肢体不等长，避免力线异常、关节僵硬和病理性骨折。目前治疗方法主要有以下几种：

（1）联合手术治疗（错构瘤及病变骨膜切除、髓内棒固定、Ilizarov 外固定、包裹式自体髂骨或骨膜移植术）

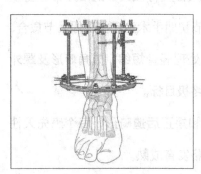

图 2-1 Ilizarov 环形外固定器

该方法主要包括：骨膜移植术、髓内棒结合皮质骨移植术、Ilizarov 环形外固定器联合髓内棒术、包裹式自体髂骨移植等手术技术。

湖南省儿童医院骨科团队实施的错构瘤及病变骨膜袖套状切除术，经足踝髓内固定、包裹式自体髂骨移植和 Ilizarov 环形外固定器的联合手术技术是治疗儿童先天性胫骨假关节的相对可靠有效地方法。近十年来，来自全国各地的逾 300 例胫骨假关节手术后患儿随访结果表明，该手术方案不仅明显缩短了愈合时间，也降低了再骨折发生率，尤其适用于多次手术失败的病例。

（2）Masquelet 技术

该方法分为两个阶段。第一阶段包括根治性切除病灶和骨缺损区骨水泥填充，用髓内钉内固定。第二阶段（是在第 6 到 8 周后），去掉骨水泥，保留骨水泥周围诱导膜，填充自体移植物（皮质骨和松质骨），缝合这层诱导膜。使用经足踝髓内

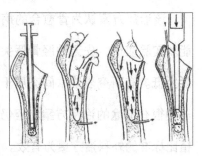

图 2-2 骨水泥填充

棒稳定重建的胫骨及移植物。该方法适合于伴大段骨缺失的患儿。

（3）Burnei's 手术

此手术的简要步骤是首先切除假关节，胫骨的中央轴植入同种异体骨，同种异体骨的中央用弹性髓内钉固定。该方法的主要问题在于弹性钉很难维持胫骨的机械轴线，易发生成角移位而导致假关节愈合不良，发生再骨折。

（4）四合一骨融合术

该术式可精细而完整地切除假关节硬化部分和纤维错构瘤组织，实现胫骨和腓骨髓腔再造。将胫骨的近端、远端和腓骨近端、远端放置在一起，将宽大的自体皮质骨移植在胫腓骨之间，用大量的松质骨填塞。本手术的独特优点是：①使假关节愈合区域最大化；②大范围促进骨愈合；③使踝关节稳定和防止腓骨远端部分向近端移位；④维持踝关节的可动性。"四合一骨融合术"能稳定踝关节和促进骨愈合，对于萎缩型先天性胫骨假关

节伴有 B2 型腓骨假关节的患儿是一个较好的选择。

（5）间充质干细胞移植

该治疗方案认为骨愈合的病理生理基础主要取决于细胞的成骨分化潜能。实验表明，先天性胫骨假关节患者的间充质干细胞分化为成骨细胞的能力低。有研究表明，间充质干细胞移植对治疗先天性胫骨假关节可能是一种很有前途的治疗方案。但仍需要进一步的研究来证实间充质干细胞移植比标准的外科治疗更为有效。

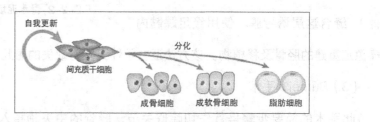

图 2-3 间充质干细胞可分化为成骨细胞

（6）药物和外科手术联合治疗

①骨形态发生蛋白

该方法是在行胫骨假关节切除、胫骨 Williams 棒固定同时将重组人骨形成蛋白 2（BMP-2）注射浸透胶原蛋白海绵，包裹假关节局部。研究者得出结论：使用重组人骨形成蛋白 -2 可能会缩短愈合时间、提高获得长期愈合的机会。

②双膦酸盐

自从在假关节周围的错构瘤组织中观察到破骨细胞活性增加，学者们于是努力通过给予双膦酸盐来抑制破骨细胞。但是欧洲和日本的多中心试验结果表明：不能确定双膦酸盐对胫骨假关节获得骨愈合的贡献有多大，但能有效提高骨密度。

③联合使用重组人骨形成蛋白与双膦酸盐

根据这些临床数据及以前的临床前沿结果，研究者提出双膦酸盐通过抑制破骨性骨质流失可能对于骨形态发生蛋白诱导骨生成有很大的帮助。

④联合治疗方案（Shotgun）

该方法用双膦酸盐和骨形态发生蛋白药物联合骨膜和自体松质骨移植、胫腓骨融合、髓内棒和外固定治疗先天性胫骨假关节。

这种联合治疗方案，使先天性胫骨假关节的机械力学环境和生物学环境达到最佳。研究者认为这种联合式的治疗方案是目前先天性胫骨假关节的最佳治疗组合。

综上所述，先天性胫骨假关节愈合的关键因素包括充分切除含病变骨膜假关节、足够稳定的固定、建立适合骨愈合的最佳生物环境，以及保护性负重至骨骼发育成熟。外科手术治疗及骨形态发生蛋白、间充质干细胞、双膦酸盐等治疗先天性胫骨假关节的前景可观。复杂的先天性胫骨假关节治愈率仍然不确定，有必要开展更大的前瞻性的多中心研究。在骨骼发育成熟时，需要用统一的评价方法进行多中心评价，回答这些未解决的问题。

➕ 21. 一次手术就能完全治好先天性胫骨假关节吗？

先天性胫骨假关节是一种罕见疾病，也是儿童骨科最具挑战、最难治愈的疾病。

在儿童骨骼发育成熟之前，受累的胫骨一直会有发育不良现象，导致胫骨假关节愈合能力严重降低，并且始终存在再骨折的倾向。

经过长期的临床探索和研究发现，先天性胫骨假关节手术治疗不仅很难愈合，而且即使初期实现了愈合，在其后的生长过程中容易再骨折、胫骨再发生严重畸形，最终需多次手术，甚至选择截肢和穿戴假肢。

如何有效地治疗这种复杂的疾病和可能出现的并发症是一个世界性的难题。

目前主要的治疗方法是外科手术，目的是为了获得胫骨假关节的长期骨愈合。因此先天性胫骨假关节不仅需要一期愈合，还需观察至骨骼成熟，在此期间假如出现再骨折、骨折不愈合甚至再次形成假关节均需要再次手术治疗；同时治疗肢体不等长，避免机械轴线偏差、软组织病变、僵硬和临近关节继发畸形等均需要再次或多次手术方能完成治疗。

➕ 22. 如何选择个体化手术治疗？

先天性胫骨假关节的治疗原则是患儿未骨折之前尽可能预防骨折。

在行走期前的婴儿，仅需要指导监护人如何照护患儿即可。一旦患儿开始负重，即需要支具保护患肢。

支具保护器一般推荐用壳状支具围绕胫骨干保护。考虑到功能需要，基于畸形顶点距离踝关节旋转中心的距离近，尽可能采用踝关节可活动的支具。对弯曲的尚未骨折的保护需要持续到发生骨折或患儿发育到骨骼成熟。

但Ⅲ型先天性胫骨假关节的特点是胫骨内可看到囊性病变，X线片表现为类圆形的透光区，这种类型的假关节患儿容易发生早期骨折，因此也可能需要早期的治疗。

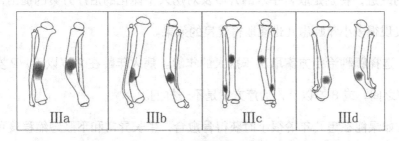

图 2-4 Ⅲ型先天性胫骨假关节可看到囊性病变

一些先天性胫骨假关节患儿尽管暂时未出现骨折，但是胫骨弯曲明显，预计骨折危险因素加重或预计会出现胫骨多个弯曲加重，可能会增加未来手术矫形难度以及不愈合的风险，则也可能需早期手术。

总体来说，先天性胫骨假关节患儿需要根据其具体情况合理有效地选择个体化治疗方案。

➕ 23. 患儿什么时候手术更好？

在 2000 年，欧洲地区对先天性胫骨假关节疾病进行研究，结果表明了一个明确的观点：即患儿手术年龄和最后结果之间的关系，年长患儿手术可获得更好的结果。

因此欧洲的研究报告指出，建议先天性胫骨假关节的患儿最好到 5 岁以后再做手术，而不应该在 3 岁以下做手术。然而，随着手术技术以及方法的改进，特别是联合手术的开展及对病人个体化的治疗方案的提出，人们发现很多小年龄患儿也能取得优良的效果。

选择哪种治疗方案取决于病人的年龄。病人年龄在 2 岁以下，2 岁和 8 岁之间，或 8 岁以上，治疗方案是不一样的。

如果能在患儿年龄很小时获得骨愈合，生长异常和下肢短缩程度可能会减少到最小。但因为小体型孩子可能导致难以获得理想的移植物和假关节位置的固定。因此，一般认为先天性胫骨假关节的患儿以 2 岁以后行外科手术为宜。

然而，年龄不是判断先天性胫骨假关节手术时机的绝对指征。即使婴幼儿先天性胫骨假关节出现骨折，临床上亦可采用髓内克氏针或斯氏针髓内固定假关节，保持胫骨力线，为二期联合手术创造条件。

综上所述，先天性胫骨假关节的手术应该采用个体化手术治疗方案。

➕ 24. 胫骨短缩畸形如何治疗？

先天性胫骨假关节术后肢体不等长，是骨愈合之后的一个主要问题，受累的胫骨本身就会稍短于正常侧的胫骨，只要假关节不愈合，小腿就会发生进行性的缩短，同时肢体缩短也与重复失败的手术相关。要想达到双侧肢体等长，对于不同短缩程度的肢体，处理方法不同。

一般来说，预期肢体长度差异小于 5 厘米时，在骨骼发育成熟之前做对侧股骨和 / 或胫骨的骺骨干固定术（即骨骺阻滞术使双侧肢体生长速度减慢，以达到两侧肢体等长）。

在骨骼发育成熟后，预期的肢体长度差异超过 5 厘米的患儿可以进行胫骨近端延长，通过牵拉骨生长技术延长胫骨近端，在胫骨近端为正常形态的患儿可以完成高质量无并发症的近端干骺端延长。

当有明显的胫骨近端发育不良或以前有过延长病史时，需要做骨骺下胫骨的延长或同侧股骨的延长。当预期在骨骼成熟时肢体长度差异超过 8 厘米时，单侧的胫骨近端和 / 或股骨延长及对侧骺骨干固定术（骨骺阻滞术）是一个较好的选择。在胫骨近端条件允许下，术前先计算出胫骨短缩长度预测值，做先天性胫骨假关节联合手术同时做胫骨近端经皮截骨延长，取得良好效果，既可减少手术次数，又可延长的同时通过调节外固定架调整胫骨力线异常，为推荐的治疗方法。

➕ 25. 胫骨近端发育不良会影响疗效吗？

一部分先天性胫骨假关节患儿本身存在胫骨近端向后弯曲成角（称之为后弓畸形）、部分骨皮质缺损、髓腔狭小等畸形，导致胫骨近端发育不良。

胫骨近端发育不良最早是由一位韩国医生发现了这类现象，表现为胫骨近端生长板前倾、胫骨向后弯曲畸形、干骺端漏斗状改变等情况。因胫骨近端截骨矫形后出现不愈合或近端新的假关节，给胫骨假关节治疗带来严重困难甚至影响胫骨假关节的愈合，成为先天性胫骨假关节治疗一大难点。

上述情况如果不治疗，胫骨近端力线不正常，久而久之可能会出现膝关节畸形、骨折等严重问题。

➕ 26. 胫骨近端后弓畸形怎么治疗？

胫骨近端向后弯曲成角现象是胫骨近端发育不良的一种表现。

治疗胫骨近端畸形，需因人而异。如果胫骨存在近端后弓畸形，但胫骨近端髓腔发育好，髓内棒能植入胫骨近端，在治疗先天性胫骨假关节的同时治疗胫骨近端成角畸形，需折骨矫形髓内棒植入，矫正力线使胫骨近端生长板恢复正常水平，减少再次出现成角畸形的因素，取得良好效果。

如果胫骨近端后弓畸形同时出现严重骨缺损、髓腔细小无法植入髓内棒或髓内棒植入不能稳定支撑，此时若完成胫骨近端折骨矫形的话，可能会出现胫骨近端不愈合或形成假关节，产生严重畸形以及新的假关节。专家建议此种情况可先治疗胫骨假关节，观察胫骨近端变化，必要时二期行截骨矫形，或行胫骨近端后侧半骨骺阻滞引导生长板矫正前倾，以达到改善后弓畸形的目的。

----

27. 胫骨近端内、外翻畸形怎么治疗？

先天性胫骨假关节患儿中有很多存在胫骨近端发育异常，出现胫骨内、外翻，那么胫骨近端内、外翻畸形怎么治疗呢？

对于手术前就存在胫骨近端内翻或外翻畸形的患儿，在手术中力求恢复正常胫骨力线。手术中可采用经皮克氏针钻孔折骨，让髓内棒通过折骨处保持正常力线，伊氏架加压固定促其愈合。

即使先天性胫骨假关节愈合，胫骨近端内翻或外翻畸形逐渐进展不能自然矫正，也易产生内翻或外翻畸形。如内翻或外翻大于5°，可采用生长引导技术矫正畸形。常见的生长引导技术有"8"字钢板半骨骺阻滞术，

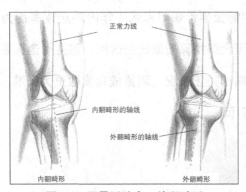

图 2-5 胫骨近端内、外翻畸形

使生长过快侧的骨骺在钢板螺钉压力下减缓生长速度，以达到双侧平衡，胫骨力线恢复正常后再拆除"8"字钢板螺钉恢复生长，能取得良好的矫形效果。

➕ 28. "8"字钢板需要取吗？

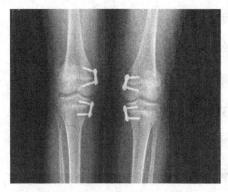

图 2-6 "8"字钢板需及时取出

一般医生会定期对患儿进行追踪检查，观察胫骨近端畸形的矫正效果。一旦胫骨近端畸形完全矫正，"8"字钢板就需要取出，否则会出现相反畸形。

"8"字钢板取出的时间以复查 X 线片来决定。当胫骨近端力线恢复正常即可取出"8"字钢板。

通常"8"字钢板半骨骺阻滞术 1 年内矫正速率约为 1°/月，根据术前需矫正的度数可大概推算出取出的时间。患儿可遵医嘱每三个月复查一次 X 光片，了解畸形矫正情况、测量成角度数更为精准，以便医生决定并预约取出钢板的时间。

---

29. 先天性胫骨假关节手术病变部位植骨一定要取髂骨吗?

由于胫骨假关节处有大量错构瘤组织，严重影响局部供血，术中需切除错构瘤组织以及病变假关节，需要植骨以促进局部骨愈合。

根据先天性胫骨假关节手术方式，常常会进行自体骨植骨术，即将同一人体上的骨从一个部位移植到新的部位，称自体骨移植。

自体骨移植是先天性胫骨假关节手术中骨移植的金标准，也就是说，孩子自己的骨骼是植骨最好的材料。由于所需骨量较大，人体能提供大量松质骨和皮质骨板的区域只有髂骨，所以髂骨便成为该手术的取骨重要部位。髂骨分为内、外两块骨板和中间松质骨，手术中所取的植骨区为外侧骨板和松质骨，保留内侧骨板和骺软骨。经编者近 10 年的临床观察，一般术后 1 年取骨部位的骨质基本能恢复到正常。

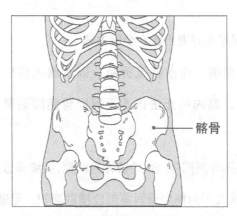

图 2-7 髂骨位置示意图

➕ 30. 髓内棒需要放置多久?

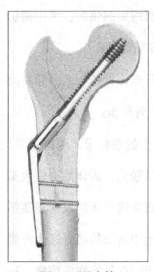

图 2-8 髓内棒

大部分胫骨假关节手术的患儿在胫骨内都会放置髓内棒，以促进胫骨假关节的愈合，增加假关节愈合后骨骼的强度，预防再骨折。但放置的时间需具体情况具体分析。

一般建议终身放置钛合金髓内棒，但多数需在 2 年内将髓内棒插入胫骨内，恢复踝关节的正常活动。如愈合后胫骨假关节部位髓腔通畅，但胫骨仍较对侧细小，则建议保留髓内棒，以增加骨骼强度，防止再骨折。

常用的髓内棒是钛合金制造的，一般很少产生异物反应。

出现以下情况可考虑取出钛合金髓内棒：

（1）髓内棒变细、弯曲甚至折断，以及髓内棒松动、脱出，或胫骨发生成角变形，髓内棒无法推入近端胫骨髓腔则需要手术取出或更换。

（2）部分行胫腓骨周围"4 合 1"植骨的病例，胫腓骨假关节处互相融合，假关节处横截面积大于对侧胫骨同等部位横截面积，可遵照医生的建议取出髓内棒。

➕ 31. 术后什么时候需要调整髓内棒？

胫骨假关节手术时放置于胫骨的髓内棒，一般是通过踝关节将跟骨、距骨和胫骨一起固定，使得手术固定更加稳定、可靠。但如果长期固定踝关节，踝关节将发生僵硬。

因此，一般在术后 2 年左右需要进行髓内棒的调整。胫骨通过 1 年左右的生长，胫骨的近端有足够的长度空间，使得髓内棒可以向膝关节方向调整至其远端位于胫骨骨骺或胫骨内，从而解放踝关节，恢复踝关节正常活动。

但因每个孩子假关节愈合时间不一样，术前、术后情况也不完全相同，调整髓内棒的时间及次数也是因人而异的。

有些孩子因为胫骨的轴线异常或随着孩子年龄的增长胫骨变长，需要进行多次髓内棒的调整。也有部分病例因假关节愈合良好，甚至可以取出髓内棒。

➕ 32. 胫骨延长可以和假关节手术一起做吗？

如果术前双下肢不等长超过 3cm，可考虑同时行胫骨近端延长以平衡下肢长度。术后在医师的指导下行胫骨延长，定期复查 X 光片，根据 X 光片上骨痂生长形态、调整延长速度。

如果术前双下肢不等长小于 3cm，可选择仅行胫骨假关节的手术，对下肢不等长予以观察。

如果假关节愈合后仍存在严重的胫骨短缩，可在胫骨假关节愈合后 2 年左右选择胫骨近端延长。因胫骨假关节愈合后 2 年胫骨的骨质疏松情况较术前改善，骨质条件更好，行胫骨近端延长手术成功率更高，手术操作相对更简便。

33. 踝外翻是怎么回事？

踝外翻畸形是指足踝部向外侧的扭转外倾，引起明显的外观畸形。病因常常是伴有腓骨病变或腓骨假关节，产生的后果比较严重，往往伴有外踝（腓骨）的短缩（图 2-9 所示）。正常站立时，沿着足跟划一条竖线应该和小腿的轴线是重合的，图 2-9 所示的左足是典型的踝外翻，其足跟的轴线偏向外侧（箭头所示）。

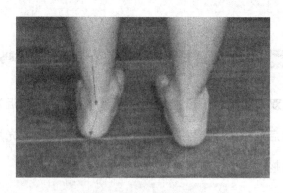

图 2-9 踝外翻示意图

胫骨假关节的踝外翻一般是由于腓骨假关节所致的腓骨短缩或胫骨远端的生长异常造成的。临床上常依据 X 线片上踝外翻的严重程度，分为 0 到 Ⅲ 度。

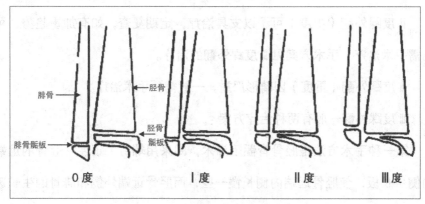

图 2-10 踝外翻的严重程度分级

踝外翻分级依据腓骨骺板和胫骨骺板的相对位置来分度。

0 度踝外翻（正常）是指腓骨骺板位于胫骨骺板的远端。

Ⅰ 度踝外翻（轻度）是指腓骨骺板上移，但仍位于胫骨骺板的远端。

Ⅱ 度踝外翻（中度）是指腓骨骺板位于胫骨骺板水平。

Ⅲ 度踝外翻（重度）是指腓骨骺板高于胫骨骺板水平。

临床上常常依据踝外翻分度决定治疗方案。

34. 怎么治疗踝外翻？

临床上常需要拍摄踝关节的正侧位片以明确踝外翻的严重程度，并以此来决定治疗方案。

0 度踝外翻（正常）不需要治疗。

Ⅰ度踝外翻（轻度）仅仅予以观察，半年复查一次即可。

Ⅱ度踝外翻（中度）可予以支具治疗，定期复查，如有加重趋势，可能需手术治疗。手术方案见Ⅲ度踝外翻的治疗。

Ⅲ度踝外翻（重度）因畸形严重，一般需要手术治疗。

Ⅲ度踝外翻一般有两种治疗方案：

第一种手术方法是胫骨骨骺阻滞术，即采用螺钉"锁住"胫骨的远端内侧生长板，使胫骨远端内侧长慢一些，而胫骨远端外侧和腓骨的生长速度正常。一般通过 1—2 年的时间，踝外翻畸形矫正时，再做个小手术取出螺钉、恢复胫骨远端内侧的生长。

该手术可能会导致胫骨短缩，但因为阻滞时间不超过两年，一般肢体短缩会在 2cm 以内，取出螺钉后胫骨的生长恢复正常，一般不需特殊处理。

第二种手术方法是胫腓骨远端的融合手术。对于一些假关节位于胫骨远端的病例，可在行胫骨假关节手术的同时行胫腓骨远端的融合手术，让胫腓骨远端长到一起。这样既可以逐渐使假关节踝恢复正常，又能增加胫腓骨的稳定性，促进假关节愈合。因对胫腓骨远端骺板不产生伤害，不会导致小腿短缩。

➕ 35. 胫腓骨都弯曲，只有胫骨骨折，腓骨没有骨折，怎样处理？

这样的病例可选择"三合一骨融合术"，就是将腓骨近端截骨，将胫骨假关节切除后的两端和腓骨远端用可吸收线"捆绑"到一起，再围绕胫腓骨植骨，就像做三明治一样。

该术式通过完整地切除假关节硬化部分和纤维错构瘤组织，胫骨髓腔再通，让胫腓骨融合到一起，增加假关节区域的愈合面积和胫骨的稳定性，减少再骨折的发生。打个比方，将腓骨和胫骨各视为一根筷子，两根筷子比一根筷子更难折断。

该手术的独特优点是：

（1）使假关节愈合面积最大化。

（2）大范围促进骨愈合。

（3）使踝关节稳定和防止腓骨远端部分向近端移位，减少踝外翻的发生。

（4）可允许早期去除髓内棒，以恢复维持踝关节的可动性。

"三合一骨融合术"能稳定踝关节和促进骨愈合，防止假关节部位的再骨折，对于腓骨没有骨折的先天性胫骨假关节患儿是一个较好的选择。

➕ 36. 髓内棒植入对胫骨生长有影响吗？

大部分先天性胫骨假关节病例手术时均需用髓内棒固定胫骨。手术时髓内棒一般通过足跟、胫骨骺板定位于胫骨骨髓腔内。这样能增加胫骨的

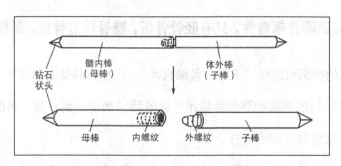

图 2-11 Williams 髓内棒示意图

稳定性、促进假关节的愈合。在假关节愈合后，如胫骨近端有足够的长度、允许把髓内棒推到胫骨内，医生会建议手术调整髓内棒以便恢复踝关节的活动。

一般选择髓内固定的髓内棒直径为 4mm 或 5mm，使用 4mm 髓内棒的更多。虽然髓内棒需要通过胫骨远端骺板固定，并维持 1—2 年，但目前湖南省儿童医院所治疗的 300 余例胫骨假关节患儿仅有 4 例出现了胫骨远端骨桥，且该 4 例均是外院多次手术者，其余患儿的髓内棒固定并没有对胫骨的生长造成影响。因此家长不要担心经骺板固定的髓内棒会对胫骨生长造成影响。

37. 中药对治疗先天性胫骨假关节有好处吗?

先天性胫骨假关节的孩子因手术前后均佩戴支具进行保护，限制性地减少了肢体负重和行走，因此骨质疏松、肌肉萎缩均会不同程度地存在。

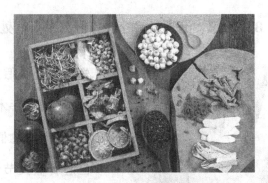

图2-12 可在中医师指导下服用一些中药

有些中药对于增强孩子体质、改善骨骼条件有一定的帮助。

营养不良的孩子行胫骨假关节的手术容易出现伤口不愈合、术后恢复不良、假关节愈合延迟等风险。补气健脾的中药，如黄芪、党参、茯苓、白术等，养血活血药如当归、川芎、川七、大枣、丹参等，可提供钙质与胶质的药物，如龙骨、牡蛎、阿胶等对其有一定作用，可由中医师辨证论治为患儿调配后，再炖煮鸡肉或排骨食用，可以增加孩子的食欲和体质，为手术创造条件。

一些补肾的中药例如山药、续断、杜仲、冬虫夏草、肉苁蓉等对骨骼的生长有一定帮助，可在中医师指导下服用。

但值得指出的是，在胫骨假关节的治疗中，中药只是辅助治疗，并非特效药物，并且应在医生的指导下进行，不能随意服用，以免产生毒副作用。

➕ 38. 按摩、泡脚对治疗胫骨假关节有好处吗?

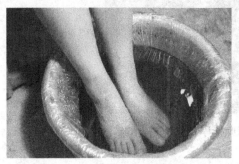

图 2-13 泡脚能促进下肢血液循环

先天性胫骨假关节发生骨折后,一般都需要手术治疗,目前还没有保守治疗治愈假关节的方法。

但胫骨假关节骨折后孩子一般都需要佩戴支具,限制了活动,行走得较少,骨骼得不到充分的锻炼,会存在有骨质疏松、肌肉萎缩现象。通过按摩、泡脚等能促进下肢的血液循环,配合下肢的主动功能锻炼,对于预防下肢肌肉萎缩有一定的帮助,但其方法本身不能治愈胫骨假关节。

三

营养篇

39.先天性胫骨假关节是因为缺钙、缺磷或者缺乏维生素D吗？

婷婷出生时双侧小腿没有发现异常，2岁时因为诉右侧膝部疼痛，经照X光片后医生诊断为右侧先天性胫骨假关节。婷婷爸爸妈妈听说邻居家孩子也有膝部疼痛，却被医生告知是缺钙引起的佝偻病，他们想了解先天性胫骨假关节是否也是因为缺钙或者缺磷引起的。

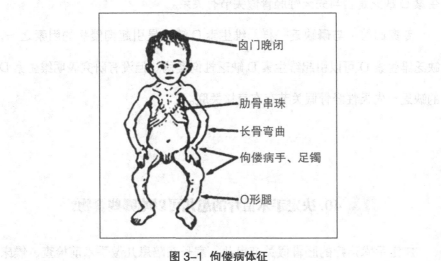

图 3-1 佝偻病体征

先天性胫骨假关节是出生时已经存在、出生后才开始发生发展的一种特殊的罕见疾病，其发病原因在前面章节中也有介绍，跟骨膜病变、胫骨先天性发育不良有关。

研究表明，钙和磷的缺乏对儿童的骨骼生长会产生影响，目前已明确钙和维生素 D 的缺乏是佝偻病发展的独立因素，慢性磷缺乏与佝偻病有关，低磷性佝偻病也被认为是身材矮小的原因。当过多地给予钙、磷则会引起循环中血钙、血磷的浓度异常，增加和导致某些临床并发症，如高钙、高磷血症。

但目前并没有任何研究表明先天性胫骨假关节与钙和磷的缺乏存在必然联系。

婷婷爸爸妈妈明白了孩子的胫骨假关节与是否缺钙和磷没有关系，也不再为自己没有及时检查孩子的微量元素而自责，但是他们还想弄明白维生素 D 缺乏是否与先天性胫骨假关节有关系。

专家回答：与磷缺乏一样，维生素 D 缺乏是引起佝偻病的因素之一，缺乏维生素 D 可以引起维生素 D 缺乏性佝偻病。但没有研究表明维生素 D 的缺乏与先天性胫骨假关节存在直接关联。

🏥 40. 决定手术治疗的患儿可以吃哪些食物？

决定手术治疗的胫骨假关节患儿，家长在陪患儿做手术前检查、候床或筹集费用中，是既焦虑又期盼，对患儿的饮食护理往往不知所措。其实患儿在这个时期的饮食跟平时的饮食没有什么不同，但可以重点关注以下几点：

（1）均衡膳食

均衡膳食是强调饮食结构的合理食物；品种多样、营养的全面平衡；以谷类为主，粗细搭配，补充蔬菜、水果。要达到这个要求，孩子必须不偏食，不挑食，少零食。平日养成良好的饮食习惯与卫生习惯，以保证足够的热能和多种营养素。孩子所需营养素包括蛋白质、脂类、糖类（碳水化合物）、矿物质、维生素、膳食纤维、水等，缺一不可。手术前特别要注意预防贫血、佝偻病、上呼吸道感染等疾病。

（2）适量补充蛋白质

蛋白质是人体赖以生存的基础营养素，是生命的起源，可以说没有蛋白质就没有生命。蛋白质也是修补细胞、构造组织的重要材料，是机体生长发育的必备元素。对于准备手术的患儿而言，补充足够的蛋白质是患儿术后顺利康复的基础

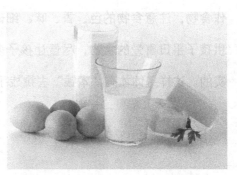

图 3-2 补充足够的蛋白质有利术后康复

和必备条件。富含蛋白质的食物详见附录表。

（3）母乳喂养

如果患儿一直是母乳喂养，而且妈妈的乳汁充裕，则应该继续母乳喂养，不要为了患儿因手术而提早断奶。但需注意在患儿4—6个月的时候添加

辅食。

（4）经常进食预防上呼吸道感染（术前）的食物

有效预防上呼吸道感染的食物可促进血液中的细胞的生长，提高机体抵御疾病的能力，如酸奶、鸡汤、牛肉、鱼类和贝类等含优质蛋白的食物。经常进食红薯、红萝卜、大蒜、蘑菇、苹果等蔬菜、水果，有助于提高机体免疫力。

如果平时极易感染的患儿，可遵医嘱适当口服提高免疫力的中药（如黄芪颗粒、康复新液等）、西药（如左旋咪唑、脾氨肽口服冻干粉剂等）。

（5）精心烹饪，专门为孩子制作食物

这段时期，家长在孩子的饮食方面不妨多花点心思，为年幼儿专门制作食物，注意食物的色、香、味、细碎、柔软、易于消化、富于营养。提供孩子平日喜爱的食物，尽量让孩子多吃点，吃好点，把身体养得结结实实的。这样身体才有"本钱"去挑战手术，顺利康复，完全战胜疾病。

----

41. 术前如何禁食禁饮？

不同年龄阶段的孩子饮食结构及胃排空时间不同，术前饮食亦不相同。母乳喂养患儿术前仅需按照术前禁食禁饮时间喂养母乳及清水即可（母乳禁食时间为4小时，清水为2小时），人工喂养患儿（配方奶、牛奶、奶粉等）患儿禁食时间为6小时，固体食物为8小时。

由于先天性胫骨假关节手术后患儿可能存在胃肠道蠕动减慢、胃肠道功能减退现象，因此建议患儿术前一日进食无渣或者低渣饮食，如面条、稀饭、牛奶、蒸鸡蛋、蛋汤等。术前晚上进食无渣或者低渣饮食同上。同时手术前鼓励患儿排便，以避免术后便秘的发生。

同时，家长也不用担心术前禁食禁饮会对患儿身体产生影响。因为术前禁食禁饮是患儿麻醉及手术过程中平稳安全的重要保障，一般禁食禁饮的时间不长，而且患儿在进入手术室之前或之后就会静脉输液，不会对患儿身体有影响。

42. 手术后 6 小时孩子吃什么？

麻醉医生在术前和家长沟通时嘱咐做完手术回到病房后，6 个小时内不能经口进任何食物（包括水），术后 6 小时孩子吃什么？

术后 6 小时大部分患儿麻醉已完全复苏，这时可饮少量温水，观察患儿是否有恶心、呕吐、呛咳等现象；如无不适可增加饮水量，逐渐过渡至进食流质食物，如菜汤、鱼汤；再过渡至稀粥、蛋汤等无渣食物。进食期间需观察患儿有无恶心呕吐、呛咳，如出现上述情况应立即禁食并报告医护人员处理。

每位患儿个体耐受情况及术后恢复情况不同，有的患儿术后 2—3 天即可恢复至正常饮食，亦有患儿术后 1 周左右饮食才逐渐恢复，因此需根据患儿的个体差异来制定不同饮食方案。总的原则为"由少到多，由稀到稠，由简单到多样，循序渐进，少吃多餐"。

患儿恢复正常饮食后应增加蛋白及营养的摄入，以促进伤口愈合，增强体质，有利于疾病恢复。

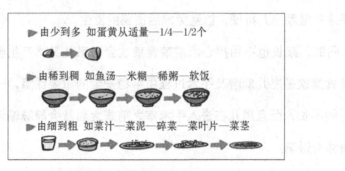

▶由少到多 如蛋黄从适量—1/4—1/2个

▶由稀到稠 如鱼汤—米糊—稀粥—软饭

▶由细到粗 如菜汁—菜泥—碎菜—菜叶片—菜茎

图 3-3 术后饮食要循序渐进

43. 先天性胫骨假关节的患儿需要特殊饮食吗？

先天性胫骨假关节患儿术后需要补充优质蛋白、高能量食物和人体所需维生素、微量元素促进伤口愈合。假关节手术创伤较大，术后营养管理非常重要，营养严重缺乏对于手术切口愈合会有影响。

大多数的肉类属于优质蛋白，如猪（瘦）肉、鱼肉、牛肉等；鸡蛋、牛奶也富含优质蛋白；植物蛋白中大豆属于优质蛋白。此外，人体所必须的维生素、微量元素也需要补充。

大部分患儿术后 2—3 天恢复正常的饮食结构即可提供充足的营养，如何为术后的患儿提供充足的营养，可参考"决定手术治疗患儿的饮食护理"相关内容。

有少部分患儿由于术后胃肠道恢复缓慢，或者术前存在严重营养不良可以通过静脉输入的方法补充营养。但静脉营养不能代替饮食作为长期营养治疗的方案。

➕ 44. 先天性胫骨假关节术后饮食有什么禁忌吗？

先天性胫骨假关节术后饮食按"由少到多，由稀到稠，由简单到多样，循序渐进，少吃多餐"的方案进食，原则上没太多禁忌，但应注意以下几点：

（1）忌刺激性食物

避免在胃肠道功能未完全恢复之前即肛门未排气前（术后1—3天）进食生、冷、难消化的食物及辛辣刺激性食物。例如：冰冷及辛辣的食物刺激胃肠道可引起胃肠道痉挛，出现腹痛、恶心、呕吐等不适。

（2）忌盲目补充钙质

钙是构成骨骼的重要原料，有人以为骨折以后多补充钙质能加速断骨的愈合。但科学研究发现，增加钙的摄入量并不会加速断骨的愈合，长期卧床的骨折病人，还有引起血钙增高的潜在危险，而同时还可伴有血磷降低。

患儿需遵照医嘱适量补钙，同时加强功能锻炼和尽早活动，才能更好地促进术后恢复。因此，盲目地补充钙质，并无裨益。

（3）忌偏食

胫骨假关节术后病人，需要充足的营养素、均衡的膳食。但不能偏食，动物蛋白与植物蛋白应合理搭配补充，多进食蔬菜、水果，才能更好地促

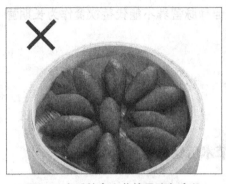
图 3-4 术后禁食山芋等易胀气食物

进术后恢复。科学饮食需遵照医嘱，多与医生交流。

（4）忌食难消化的食物

胫骨假关节术后的患儿因长期卧床休息，加上伤处肿痛，精神忧虑，因此食欲往往不振，容易出现便秘，此时饮食搭配既要营养，又要容易消化吸收及利于通便，忌食山芋、糯米等易胀气或难消化食物，宜多吃水果、蔬菜。

（5）忌少喝水

胫骨假关节术后，患儿行动十分不便，监护人往往尽量让患儿少喝水，以减少小便次数。此时患儿卧床休息活动少，肠蠕动减弱，饮水减少，就很容易引起大便秘结；再者，长期卧床，小便减少或潴留，也容易诱发尿路结石和泌尿系感染。

45. 手术后孩子需要多喝骨头汤、多吃肉吗？

骨科手术后喝骨头汤源自于中华传统医学千百年来总结的"以形补形"概念。

《黄帝内经·五常政大论篇》中"虚则补之，药以祛之，食以随之"就提到了食物的辅助治疗，但对于食疗的科学依据并没有详细的阐述，至今

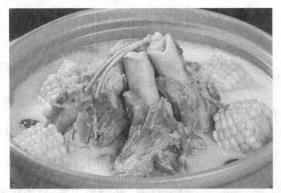

图 3-5 每周喝 1—2 次骨头汤较适宜

仍令人难以信服。虽然有很多食疗方法已经被证实可以用"以形补形"概念来解释。但不同动物的器官微量元素富集并不相同，因此很难判断最佳的补充剂量。

同样，先天性胫骨假关节的患儿需要钙、磷等无机盐以及胶原蛋白等成分来促进成骨，而这些元素在动物骨骼中有富集现象，因此有家长认为给孩子喝骨头汤可以补钙，然而实际上胃肠道并不能完全吸收这些营养进入血液。

同时，先天性胫骨假关节患儿血液中的钙、磷以及其他的营养成分并没有发现有明显的异常，因此并不需过多补给。术后，患儿适量喝些（每周 1—2 次）"骨头汤"对胫骨假关节术后康复会有好处，但也不主张天天喝。

肉类中含有丰富的蛋白质，能为大手术患儿术后提供充足的氨基酸，故术后应鼓励患儿进食肉类。肉类是指猪（瘦）肉、鱼肉、牛肉等，其中鱼肉属于低渣食物，术后早期即可食用，牛肉等属于粗纤维肉类，消化后食物残渣相对较多，可在患儿胃肠道功能恢复后食用。

➕ 46. 患儿手术后可以吃鸡蛋吗?

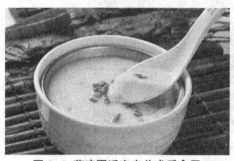

图3-6 蒸鸡蛋适宜患儿术后食用

患儿手术后可以吃鸡蛋。

鸡蛋属于优质蛋白,特别是鸡蛋清,利于孩子消化吸收。手术后6小时,观察孩子饮水无呕吐、无呛咳等不适,肛门排气(俗称打屁)后或者排便以后即可进食蒸蛋、蛋汤等流质食物。手术后1周,可以每天进食鸡蛋1—2个。

➕ 47. 哪些食物能有效预防便秘?

先天性胫骨假关节术后便秘的主要原因是手术后胃肠道蠕动减弱,应与其他原因引起的便秘区别开来。术后发生便秘是可以预防的。

鼓励患儿术后早期活动:术后早期的活动对于胃肠道功能的恢复有明显帮助,反之长期卧床、活动减少则会加重便秘。如患儿不能下床活动时,可在床上进行适当活动。

以下食物可以有效地预防便秘:

(1)酸奶:酸奶能调整肠道菌群,使肠道功能维持平衡,这样既能防止便秘也能防止腹泻。

(2)蜂蜜:蜂蜜中含有丰富的维生素、矿物质和酵素类物质,可以帮助消化、吸收并加强新陈代谢，能有郊预防便秘发生。

（3）芦笋、芹菜、青菜等高纤维食物：这类食物含有丰富的水分和膳食纤维，能软化大便，防治便秘。

（4）西红柿：西红柿含有的各种维生素、茄红素、柠檬酸、苹果酸、果胶等成分都是促进胃肠蠕动的法宝。

（5）坚果：别轻视小小的坚果，它的膳食纤维含量不比蔬菜水果低。坚果中含有丰富的维生素 B 和 E、蛋白质、亚油酸、亚麻酸，能够增加肠道中双歧杆菌的含量，连同植物纤维素一起刺激肠道蠕动，从而起到润肠通便、治疗便秘的作用。

---

48. 孩子拆了石膏后，还需要每天刻意加强营养吗？

先天性胫骨假关节患儿拆除外固定架后改用石膏固定，8 周后拆除石膏，此时胫骨假关节手术部位或同时行截骨延长患儿的延长段并未完全骨性愈合，局部虽有骨性骨痂，但其结构不够致密，骨小梁排列比较紊乱，仅是由幼稚的、排列不规则的编织骨连接起来，需要骨痂改建或再塑，因此仍需要充足的营养供应来促进骨折愈合，也就是说孩子拆除石膏后仍需要充足的蛋白质及钙剂的补充。

➕ **49. 先天性胫骨假关节术后需要补钙吗？**

（1）先天性假关节术后患儿需要适量补钙

因患儿术后假关节局部成骨细胞活跃，对钙质的需求增加，且患儿正处于生长发育阶段，对钙的需求量本来就偏高一些（钙的摄入量大于排出量），需根据患儿的年龄和饮食结构适量补充钙剂。

不同年龄患儿每天的钙需要量：6个月内婴儿大约每天需要200毫克钙；7个月—1岁内儿童每天需要200—250毫克钙；1—4岁儿童大约每天需要600毫克钙；4—7岁儿童大约每天需要800毫克钙；7岁以上儿童大约每天需要1000毫克钙。钙剂的具体补充方案应咨询医生，遵照医嘱就不会因钙摄入量不足影响生长发育，也可避免因补充过多钙带来的不良反应。富含钙元素的食物详见附录表。

（2）需根据孩子的年龄和饮食结构来确定补钙量

不同年龄的孩子，每天钙的需要量是不同的。由于提供的饮食结构不同，每天额外补充的钙量也是有差别的。鱼肝油的主要成分是维生素A、维生素D，维生素D可以促进钙的吸收。每天补充适量的维生素D 400—800国际单位，最多不能超过800国际单位。正常情况下，2岁以后的孩子食物越来越丰富，户外活动日渐增多，接受日光照射的机会增加，阳光中紫外线照射会促进皮肤

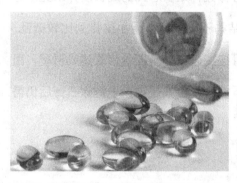

图3-7 孩子2岁之后不再需要吃鱼肝油

维生素 D 的合成，因此，2 岁以后的孩子就不用吃鱼肝油了。

母乳每 100 毫升含钙约 34 毫克，因母乳中钙和磷的比例为 2∶1，适宜于钙的吸收。当宝宝每天的鱼肝油需要量得到满足时，对 6 个月内母乳喂养的宝宝，可以不额外补充钙剂，而 6 个月—1 岁母乳喂养的宝宝也只要稍微额外补充一些钙就够了，即每天给予 75—100 毫克的钙元素。如果宝宝是牛奶喂养，虽然每 100 毫升牛奶含钙可达 125 毫克，但牛乳中钙和磷的比例不利于钙的吸收，因此尽管牛奶含钙量高，对 1 岁以内的宝宝仍要额外补充钙，每天 75—100 毫克。

50. 喝牛奶可以代替补钙吗？

虽然牛奶含钙量较高，但因牛奶的营养结构不适合人类消化吸收，人体消化吸收的比例却不高，且牛奶相对人体属于异种蛋白，长期大量饮用牛奶可能会有过敏、哮喘及各种胃肠病的风险，一般不建议用喝牛奶代替补钙。

芝麻、虾等食物中钙含量高，是补钙的理想食物。科学的饮食搭配同时遵照医生的建议依据儿童的生长需要适量地补充钙剂，才是最适宜儿童健康成长的钙摄取方案。

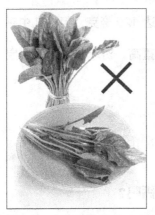 51. 孩子补钙会引起泌尿系结石吗？

泌尿系结石（包括肾脏、输尿管及膀胱结石）的发病原因复杂。很多人担心多吃富含钙的食物或补充钙剂会引起尿路结石。

其实，补钙不仅不会形成尿路结石，而且还可能减少患尿路结石的概率。草酸钙是泌尿系结石的常见成分。草酸钙结石的形成最关键的是草酸而不是钙。草酸钙结石患儿不但不应限制钙的摄入，还应补充一定量的钙，用补充的钙与食物中的草酸发生反应，生成草酸钙，减少肠道中的草酸量，通过经常吃富含钙的食品，减少肾结石发生，所以补钙不会形成尿路结石。

图 3-8　少吃菠菜等草酸含量高的食物

预防尿路结石的正确方法是少吃草酸含量高的食物，如菠菜、甘蓝、草莓、花生、核桃、巧克力、浓茶、可乐等食物，多吃含钙量高的食物或补充钙制剂，摄取足够的钙来消除草酸带来的隐患，抑制草酸钙结石的产生，同时，保证身体对钙的需要量。

52. 哪些食物可以促进伤口愈合？

伤口或切口的愈合与机体营养状况关系密切。若创伤前营养不良，创伤后又不注意营养支持，则伤口难以达到良好的愈合。营养不良又可导致免疫功能下降，易继发伤口感染。伤口愈合是一个必须有蛋白质（氨基酸）、不饱和脂肪酸、碳水化合物、维生素及微量元素铁、铜、锌等营养素的补充才能完成的复杂过程。

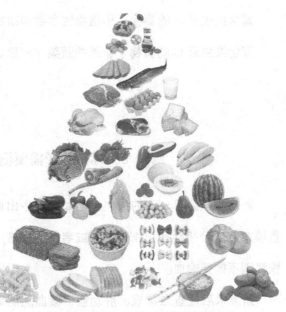

图 3-9 促进伤口愈合要注重营养支持

（1）补充高蛋白膳食：由于创面出血、渗出、脓液形成、组织坏死等各种原因造成蛋白质的大量损耗。

（2）补充富含胶原蛋白的猪皮或猪蹄类食物。

（3）根据伤口愈合需要，饮食中应提供：

富含铜的食物：瘦肉、动物肝、水产、虾米、豆类、白菜、小麦、粗粮、杏仁、核桃等。

富含锌的食物：虾米、紫菜、猪肝、芝麻、黄豆、带鱼等。

富含铁的食物：动物肝、心、肾、全血、蛋黄、瘦肉类、鱼类为首选，绿叶菜、水果、干果、海带、木耳、红糖等。

富含钙的食物：鱼松、虾皮、虾米、干豆、豆制品等。

富含维生素 A 的食物：如植物性食物和动物性食物。

富含维生素 C 的食物：新鲜的蔬菜与水果。

---

53. 术后孩子需要输血吗？

患儿术中会有一定的失血，但如果术中出血量不多，术后患儿血液中各项血液成分指标在正常范围，或者某些血液成分指标虽低但不影响术后恢复则不需要输血。

如果术后复查血常规、肝功能、凝血功能等检查，提示患儿血液中某种血液成分很低，且会带来不良后果，医生会根据患儿病情予以适量的成分输血，既能降低输血风险，又能促使患儿术后恢复。

胫骨假关节术中一般失血量较多，手术前会常规备血，依据术中出血量及监测患儿血红蛋白的量酌情输血。术中术后是否需要输血，需要医生综合判断决定是否需要输血。

四

护理篇

➕ 54. 如何做患儿的知心朋友？

先天性假关节疾病对于患儿及其家人来说是不幸的。特别是孩子从一出生就决定了要承受更多的痛苦。作为医护人员如何做患儿的知心朋友，在诊疗护理过程中，最大限度地减轻患儿的痛苦呢？

（1）首先要熟悉患儿、了解患儿，关心孩子生活、饮食起居，如有时间多陪伴患儿，和患儿一起玩游戏、看光碟、听音乐等，尽快消除孩子对医护人员的陌生感，尽快适应病区环境。

（2）对于年龄较大的患儿要多沟通，了解孩子的心理活动，使其从内心接纳医院医务人员，从而逐步接纳自己的疾病，大致认识自己的疾病。

（3）尊重患儿，帮助患儿正常的心理发展。

（4）鼓励患儿战胜疾病，积极配合诊疗、术后康复训练，如如何在佩戴支架的情况下进行肢体功能的训练，石膏保护期间如何进行功能训练，支具佩戴下如何做肌力训练等。

（5）帮助患儿建立安全感，做好防跌倒措施。

（6）为患儿提供实实在在的帮助，如术后镇痛、康复等。

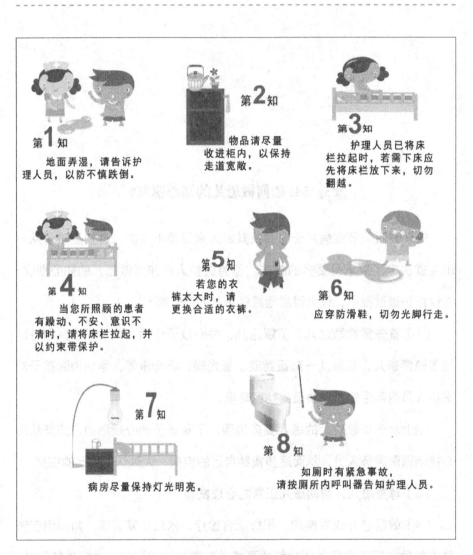

图4-1 医院防跌倒小技巧

➕ 55. 手术前需做哪些术前准备？

先天性胫骨假关节患儿手术之前要进行全面细致的准备，主要包括心理准备、身体准备和各项术前检查准备等，良好的术前准备可以使患儿能顺利实施手术。

（1）心理准备

手术前家长和患儿常常会出现恐惧、紧张的心理。家长应及时调整焦虑、恐惧心理，因家长的恐惧、紧张、情绪也会感染到患儿。家长可以主动向手术医生了解手术的方法及手术的过程、可能达到的治疗效果及预后等，通过医护人员的释疑解惑消除焦虑心理，还可以与病区内做过同类手术的病人交流，以取得可借鉴的经验。这样不但有助于手术的顺利进行，同时也有利于帮助家长对患儿术后的照顾与护理，加快手术后康复。

（2）身体准备

良好的身体素质是提高患儿对手术的耐受力以及降低术后并发症的重要条件。在术前改善患儿营养状况和纠正低蛋白血症，维持水、电解质和酸碱平衡，从而降低手术中的风险。手术前一天，病人需做好体力及精神上的准备，减少活动量，注意休息，同时不应离开病区。

（3）检查准备

术前患儿要进行全面的体格检查，了解患儿的心、肺、肝、肾等脏器的功能，对患儿能否耐受手术及对手术中、手术后可能发生的问题进行全面地评估，排除手术禁忌证。大龄女孩应评估是否为月经期。遵医嘱做好血型鉴定和交叉配血实验,办好备血的手续,患儿父母做好"愿意接受输血"

的签字。

（4）其他准备

手术前一日患儿要接受床上大小便训练，医护人员示范并指导家长给患儿在床上使用便盆的方法，以适应术后床上排尿和排便；手术前一日沐浴，要洗净手术部位，做好手术区皮肤清洁准备，不要使切口局部皮肤有破损。手术前日麻醉师会来病房查房，并告知家长患儿麻醉的方式和麻醉的用药。

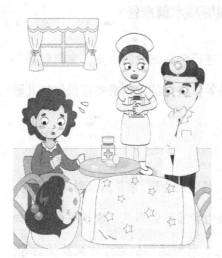

图4-2 术前一日患儿要接受床上大小便训练

（5）饮食准备

先天性胫骨假关节手术一般会实施全身麻醉，为避免术中发生呕吐、阻塞呼吸道，手术前，患儿要禁食，手术前4—6小时前禁水（包括牛奶、饮料等），术前8—12小时禁食，手术前一天的晚餐一定要注意保持清淡，尽量吃易消化的食物。

56. 先天性胫骨假关节患儿需做哪些术前检查？

先天性胫骨假关节患儿手术前均需要进行大小便常规检查、血常规检查、肝肾功能、电解质、输血前全套（包括：梅毒螺旋体特异性抗体、丙型肝炎、乙型肝炎表面抗体、人免疫缺陷病毒抗体）、凝血全套、血型、

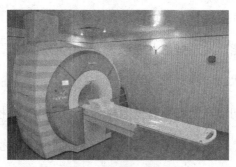

图 4-3 核磁共振仪器

交叉配血试验、乙肝全套（乙型肝炎表面抗原、乙型肝炎 e 抗原、乙型肝炎 e 抗体、乙型肝炎表面抗体、乙型肝炎核心抗体）、心电图、X 线片（包括骨盆平片、双下肢胫腓骨正侧位片、胸片）。

医生根据患儿情况有的需要做电子计算机 X 射线断层扫描（CT）或核磁共振（MRI）。

57. 术前检查都是必须的吗？

术前检查都是必须要完善的。

血常规检查是为了判断病人是否有贫血、感染、血液系统疾病等情况。

尿常规检查是判断是否有尿路感染及肾脏疾病的一项基础检查。

大便常规检查判断是否有寄生虫或肉眼不可见的便血等。

血生化检查可了解机体肝、肾、凝血功能等，如有异常要暂缓手术。

血清四项检查可判断有无乙肝、丙肝、艾滋、梅毒的感染情况，如有感染，手术室医护人员和器械都需要提前准备。

心电图检查能反映一些患儿曾经未发现的心脏问题，有些问题需要经过治疗后才能手术。

胸片检查可初步判断肺部有无明显异常。术前 X 线检查以明确病变大小、性质、范围、病变分期等情况，为手术方案提供参考。

58. 手术前抽血检查，对孩子身体有影响吗？

手术前通过抽血可了解患儿是否有血液型传染病，了解患儿血型，为术中输血做好备血准备。同时抽血检查，可了解患儿有无贫血及肝肾有无异常指标。

术前静脉抽血 7—10ml，只占人体循环血量的 1％。人体血液不断进行新陈代谢，每时每刻都有血细胞衰老死亡，也不断有新生细胞生成，以此达到平衡。术前少量抽血检查不会对孩子身体有影响。

抽血后家长不必为患儿特意补充营养，只要保持抽血部位清洁，无感染，穿刺针眼很快就能愈合。

59. 流涕、发烧、腹泻、咳嗽能手术吗？

先天性胫骨假关节患儿都是在全麻状态下进行的手术，如果术前出

现流鼻涕、咳嗽等症状，容
易导致呼吸肌麻痹、呼吸道
堵塞，从而引起呼吸困难、
窒息，出现生命危险。因此
患儿如果流鼻涕、咳嗽不能
进行手术。

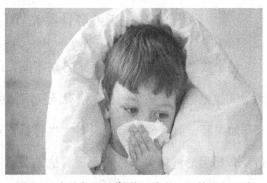

图 4-4 患儿如果流鼻涕、咳嗽，不能进行手术

　　且如果患儿出现发热、
腹泻会引起水电解质及酸碱平衡紊乱或脱水。脱水是由于大量体液的丢失，
会影响其他脏器，如肾脏、中枢神经系统功能，严重甚至会导致休克。患
儿如出现腹泻的情况，应检查原因，再进行针对性的治疗，这样才能保证
患儿手术过程中的安全。

➕ 60. 手术前为什么要输液？

　　手术前，通常会给患儿输入能量液体，主要用来防止患儿禁食时间过
长，出现口渴饥饿、烦躁、疲乏无力等一系列身体不适症状，预防并避免
患儿手术中出现低血压、低血糖。在术前 30 分钟会通过静脉注入抗生素，
防因止手术时间长、切口暴露而导致感染的发生。而且术前静脉输液开放
了静脉通路，在麻醉和手术过程中可以通过静脉给予药物，成为治疗疾病
甚至是抢救生命的输液通道。

➕ 61. 先天性胫骨假关节手术时间需多长？

每个孩子的病情不同、手术方法不同，术中手术时间也不尽相同。手术时间是根据每个孩子的具体情况及疾病特点来决定的。

如果胫、腓骨假关节处没有发生骨折，只需要做支具保护来防止外伤避免骨折后形成假关节，可不需要进入手术室，只需要在门诊支具室由支具矫形师量身定制支具即可。

如果孩子假关节处出现骨折，则需要做胫、腓骨假关节周围病变切除，髓内棒内固定与外固定器固定矫形，胫骨包裹植骨手术，手术时间 3—4 小时。

如果孩子存在双下肢长度不等长相差 3cm 以上，还需要做胫、腓骨假关节周围病变切除，髓内棒内固定加外固定器联合手术（四合一骨融合植骨），胫、腓骨近端截骨逐渐延长术，手术时间 4—5 小时。

➕ 62. 手术前，如何保护孩子的腿？

逗逗出生时就诊断是先天性胫骨假关节，医生说逗逗现在暂时可以不做手术，在手术时机到来之前，家长应该怎样保护孩子的腿呢？

先天性胫骨假关节确诊后，不管是哪一型的胫骨假关节疾患均应保护患肢，可暂时采取支具和石膏保护患肢，避免患肢增加弯曲畸形程度或不慎造成骨折发生后形成假关节。部分病例即使以后假关节的发生不可避免，由于保护得当可推迟假关节发生的时间，待患儿年龄增长手术条件更成熟时可提高手术成功率。

部分胫骨弯曲型的患儿在有效地支具保护下可获得满意的结果。如果患儿在学会走路前以石膏托或石膏管型固定，并根据医师要求定期更换，小儿开始走路后使用轻便支具保护进行适当的行走训练，有助于增加骨密度，增加骨质强硬度，有效降低骨折的发生率。

有些胫骨弯曲畸形病例在支具的保护下病情逐渐减轻，最后髓腔通畅，完全恢复到正常骨质，避免了假关节的形成。

63. 麻醉对小儿智力有影响吗？

先天性胫骨假关节患儿手术需要进行全身麻醉，全身麻醉简称全麻，是指麻醉药经呼吸道吸入，或经静脉、肌肉注射进入体内，使手术病人痛觉消失，肌肉松弛，反射活动减弱。这种抑制状态是可以控制的，也是可逆的，在手术过程中，麻醉医生要根据病人的情况以及对各项生命体征的监测，调整麻醉药的用量，手术结束时麻醉药物会逐渐代谢消失，孩子会慢慢醒来。

术后一周内，病人可能会出现不同程度的失眠和短时间的记忆障碍。

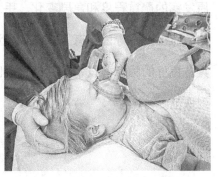

图 4-5 麻醉不会影响孩子智力

于是有些家长就将孩子手术后的这些变化归结为麻醉引起的智力下降。那么，麻醉会不会影响小孩的智力呢？

首先要分析麻醉会不会导致脑部缺氧的情况，稍大一点的患儿能够配合医生进行部分麻醉，麻醉整个过程都是清醒的，因此智力不受影响。在全麻过程中，患儿可保留自主呼吸或由麻醉机控制呼吸。麻醉在各种仪器的监测下并有医生严密观察，使供氧得到保证，所以也不会导致脑缺氧，从而不会影响到智力。

我国每年有成千上万的儿童因需要手术治疗而接受全麻，有些还经历多次，但并无资料显示全麻对患儿的智力会产生不良影响。况且智力不像高度和重量那样能够精确地进行测量，即使最完全的智力测试也存在局限性。

所以家长不要因为孩子的某次智力测试或考试成绩不尽如人意，就把原因归结于手术时做的全麻。

麻醉后有极少病人可能出现无法预见的苏醒延迟、不醒甚至心跳、呼吸骤停的危险，那就是麻醉意外，其发生率极低。这可能与患儿的个体差异、原发病的严重程度和急剧变化、手术设备和方式的局限、患儿对麻醉药物的敏感度过高等因素有关，即使资深麻醉专家往往也会始料不及。一般在具备良好的医疗、技术条件的正规医院，孩子的麻醉、手术安全能真正得到保证。

64. 麻醉有哪些并发症和风险?

麻醉所致的并发症发生在麻醉中和麻醉后。在麻醉过程中，麻醉药和其他治疗用药、输血等可引起过敏、输液反应以及其他药物相关的并发症；神经阻滞麻醉可引起局部组织损伤、血肿、局部感染等。全身麻醉可引起呼吸抑制、呼吸道梗阻、麻醉后苏醒延迟、肺部感染等。气管内插管可引起局部组织损伤、声音嘶哑、牙齿脱落、呼吸道损伤和感染等。麻醉期间可有恶心、呕吐、误吸、窒息等。麻醉手术过程中，也可因创伤、失血以及麻醉手术引起休克、器官功能障碍等。

麻醉后可出现恶性高热，术后镇痛可出现镇痛相关并发症，如呼吸抑制、恶心呕吐、误吸、窒息而危及生命。也有患者手术创伤大不耐受手术打击和麻醉，出现失代偿，导致病情加重，康复困难。

临床手术中，各种并发症的发生概率都非常低，医生会采取预防措施来避免麻醉并发症的发生。如完善的麻醉前检查、准备，术中精准的麻醉监测，术后严密的麻醉监护，使患儿的生命更加安全。

虽然汽车有污染、噪声等缺点，甚至严重时会发生车祸，但是没有一个患者会从很远的地方走到医院而拒绝乘车。一样的道理，无论麻醉对疼痛的治疗作用，还是对患者的生命体征的保证作用，其积极意义远远大于麻醉本身可能产生的不利影响。因此，家长大可不必对麻醉有着这么深的恐惧。

🧰 65. 孩子麻醉苏醒后躁动对伤口有影响吗？

全身麻醉可以让病人在一定时间内意识和感觉完全消失，在接受手术治疗时毫无痛苦。手术结束，麻醉药物会逐渐通过新陈代谢消除，患儿会慢慢醒来。有的患儿会有些躁动，术后麻醉药作用逐渐消失后伤口会有不同程度上的疼痛也会导致孩子躁动。

烦躁是一种正常的术后反应，会在 24 小时内逐渐恢复正常，家人不要过分担心。看护者应注意不要让孩子躁动时用手抓伤口和各种引流管，并防止坠床。可将患儿平卧，不要垫枕头，头稍后仰，保持呼吸道通畅。注意观察孩子的嘴唇颜色，如果红润，提示孩子呼吸很好。如果孩子嘴唇干涩，可用棉签蘸水滋润一下口唇。如果有呕吐，立刻把孩子头偏向一侧，让他吐出来，并帮他把嘴里的呕吐物清理干净，防止误呛到气管里。如果突然出现唇色青紫，必须立刻呼叫医护人员。对于程度较轻的疼痛，家长可利用调整舒适的体位、对孩子进行抚摸、转移注意力或者使用镇痛泵等方法有效缓解。

🧰 66. 术后孩子睡觉时惊醒身体抖动是怎么回事？

全身麻醉于术后一周内，患儿可能会出现不同程度的失眠和短时间的记忆障碍，睡觉时惊醒、身体抖动。使家长特别担心，这是因为手术对患儿来说是一个经历创伤的过程，康复需要一定的时间，因为孩子正在生长发育过程中，神经系统发育尚不完善，大脑皮层发育尚不成熟，中枢神经细胞兴奋性较高、受刺激容易引起兴奋，患儿睡觉处在浅睡眠的状态时，遇有声音、光亮、震动以及改变体位都会有惊醒、身体抖动

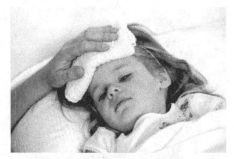

图4-6 家长应陪伴并安抚孩子

的现象出现。再者由于患儿来到医院陌生环境，会出现紧张和恐惧心理，致使出现这些症状。如果孩子一切生命指标（呼吸、血压、心率）在正常范围，呼吸循环功能、四肢肌张力等正常，排除术后高热抽搐和电解质紊乱造成的抽搐，一般不会有大碍，家长不要过度紧张，待患儿身体状态逐渐恢复，这种症状会消失。

家长可以在陪孩子身边安抚他们，抚摸他们的额头、轻轻握揉患儿的四肢，唱患儿熟悉的儿歌等，以消除孩子的恐惧心理。

67. 先天性胫骨假关节术后患儿需要镇痛吗？

手术是治疗先天性胫骨假关节唯一的手段，而术后疼痛会在一定程度上给患儿带来生理及心理上的创伤。临床中，通过镇痛泵的使用可一定程度上缓解患儿生理与心理上的痛苦。

因此，在手术开始之前医务人员可向患儿及家属讲解术后使用镇痛泵止痛的重要性与意义，说明镇痛泵术后止痛效果的实用性和安全性，从而

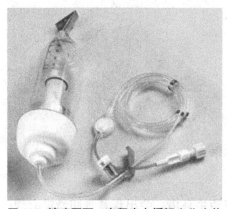

图4-7 镇痛泵可一定程度上缓解患儿痛苦

更好地增强患儿及家属的信心，而达到较好的镇痛效果。

使用镇痛泵过程中，医务人员应指导家长协助观察镇痛泵与输液通道处接口是否连接好，保证管道不要受压、弯曲，保持通畅。在医生指导下，家属可掌握简单的操作方法来调节镇痛泵，镇痛泵连接后麻醉医师已根据患儿体重及麻醉情况调节好了自动泵入的速度，一般情况下，不需要家属按压镇痛泵按钮调节。如患儿疼痛程度重，可指导家长每隔15分钟按压一次性镇痛泵按钮，使进入静脉内的止痛药物量有所追加，从而加大镇痛的效果，及时缓解患儿疼痛感。

同时应仔细倾听患儿的心理诉求，针对患儿低落的情绪要多宽容、多沟通、多交流，通过听音乐、玩游戏等方式转移注意力。家属也应保持积极乐观向上的心态，为患儿的康复训练提供一个良好的交流方式与外部环境。

专家特别指出，镇痛泵的使用，不会影响术后伤口愈合。但有的患儿在使用镇痛泵时可能会出现副作用，例如恶心、呕吐、嗜睡、便秘等，医务人员及家长需密切观察患儿的面色、呼吸等生命体征，及时发现镇痛泵可能带来的不利后果，一旦发生较严重的副作用，应立即进行处理，降低并发症发生。

68. 手术后孩子腿部伤口处引流管有何作用？

先天性胫骨假关节术后一般在伤口内的一处或多处留置一根或者两根以上的管子，这种管子叫引流管，每根引流管另一端连接引流瓶，此装置即称负压引流瓶装置。

负压引流装置应用了封闭式负压引流技术，能及时引流出切口处过多的渗出液，减轻组织水肿，降低创面感染，可促进切口的愈合，改变局部循环和氧供状态，从而促进肉芽组织健康生长。此外，该装置还具有使用简便、减少患儿换药次数、减轻患儿痛苦、缩短住院时间及减少医疗费等优点。

家长在照顾患儿时，应在医务人员指导下学会观察患肢肢端血运情况，观察负压引流是否有效、是否通畅，注意不能压迫引流管。移动患儿时负压引流瓶的位置要低于伤口，以利于引流渗液。同时观察引流液的量和颜色，引流液超过 60ml 时，

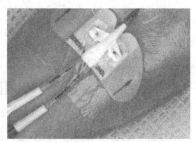

图 4-8 家长应学会观察患肢肢端血运情况

需及时告知医生，医生会根据具体情况做相应处理。

69. 引流管引流出过多血性液体有影响吗？

先天性胫骨假关节因手术方式较复杂，手术切口较深，渗血相对较多，需要留置切口引流管。在正常引流情况下，能有效地将手术切口积聚的血液引至体外，对防止术后感染与切口愈合有着非常重要的意义。

如果术后 24 小时内引流出血性液体在 100ml 以内，则可以依赖自身的代偿和造血能力，及时动员贮存的血液补充到血循环中去，不仅不会影响健康，还可以刺激骨髓造血，有利于新陈代谢。

如果 24 小时出血量超过 100ml 左右，提示伤口有活动性出血的可能，应及时通知医生，由医生作处理。

70. 引流管何时拔除为宜？

先天性胫骨假关节手术患儿，除伤口部位的引流管外，还会留置导尿管。年龄大的患儿，为防止术中呕吐，有时也会留置胃管，每种类型的引流管拔除时间不一样。

（1）伤口引流管：当引流液逐渐减少，每天少于 5—10ml 或无引流液引出时，说明切口处已无活动性出血，可以考虑拔除引流管。拔除引流管后，应严密观察切口处有无疼痛、肿胀等局部症状及发热等全身感染症状。如果出现这些情况，应及时通知医生进行处理，必要时需全身应用抗生素或重新植入引流管。

（2）导尿管：一般于术后 3—4 天拔除。

（3）胃管：患儿无呕吐，术后即可拔除。

➕ 71. 为何术中、术后都需要留置导尿管？

留置导尿是一种在严格无菌操作技术下，将导尿管经尿道插入并留置在膀胱内，引流尿液的方法。

（1）手术中留置导尿管

由于先天性胫骨假关节手术相对比较复杂，所需时间比较长，且需要全麻，患儿一段时间不能自主排尿，而膀胱内的尿液会越积越多，术中采取留置导尿可以及时将膀胱内的尿液引流至引流袋中，避免了手术过程中尿潴留；术中留置导尿还可保持手术台面清洁，避免污染伤口；储尿袋上面都有刻度指示，麻醉医生也可以更好地观察患儿的尿量，用来判断手术过程中的输液量是否能满足患儿的需要。因此先天性胫骨假关节术中采用留置导尿是完全有必要的，医护人员手术前会对家长和患儿做好解释工作。消除顾虑，患儿及家长才能更好地配合。

（2）手术后留置导尿管

由于先天性胫骨假关节手术创伤较大，术后切口疼痛往往会引起患儿精神高度紧张，抑制副交感神经，使膀胱和后尿道括约肌反射性痉挛，大年龄患儿不习惯床上排尿，易导致排尿困难。为了避免术后尿潴留，通常需要将手术中留置的导尿管继续保留一些时间，一般为 3—4 天，待患儿尿道括约肌的舒缩功能逐渐恢复后，即可拔除导尿管。

术后留置导尿管持续引流尿液还可以保持患儿会阴部及床单位的清洁干燥，避免污染术后伤口。留置导尿可以更准确地记录尿量，也可作为判断患儿病情的参考依据。

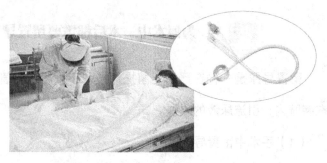

图4-9 术后导尿管一般需留置3—4天

➕ 72. 留置导尿管对孩子有影响吗？

一般情况下留置导尿管不会对患儿造成不良影响。

但留置导尿管是一项侵入性的操作，在患儿术后抵抗力低下时也可能发生一些并发症。常见并发症有：

（1）尿路感染：主要症状为尿频、尿急、尿痛，尿液检查可见有红细胞、白细胞，细菌培养可见阳性结果。

（2）尿潴留：尿潴留是指膀胱内充满尿液而不能正常排出。

73. 患儿在留置导尿管期间应注意什么？

（1）首先要预防逆行感染

集尿袋固定在床旁，集尿袋的高度不得超过膀胱高度并应避免挤压，防止尿液返流。尤其是当患儿翻身更换体位或外出检查需取下集尿袋重新固定时，注意保持集尿袋位置。

保持外阴清洁，护理人员每日用生理盐水棉球擦洗尿道外口2次，以减轻尿道口黏膜损伤和水肿及预防感染。

每天饮水大于1500ml，起到冲洗尿道作用，待膀胱功能逐渐恢复，尽早拔除导尿管。

（2）预防尿道损伤

在为患儿翻身或活动时注意保护导尿管，并留有足够的长度，避免牵拉导尿管而脱出。

集尿袋内尿液达1/3—1/2时应倾倒，防止重力作用使尿管脱出。

对烦躁的患儿约束固定好四肢，预防患儿因不适强行拔管，甚至将导尿管置入膀胱颈部的膨大的气囊强行拉出致尿道黏膜撕裂出血。

锻炼膀胱功能：留置导尿管期间，应定时进行膀胱功能锻炼，护士会用止血钳夹闭尿管，让尿液暂时潴留在膀胱内，等患儿有尿意时每2小时开放尿管1次，排尽膀胱内尿液后再次夹闭尿管，

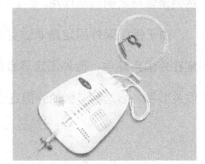

图4-10　集尿袋内尿液达1/3—1/2时应倾倒

以此锻炼膀胱的舒张收缩功能，预防拔管后膀胱收缩功能降低而发生尿潴留。

74. 外固定架的作用是什么？

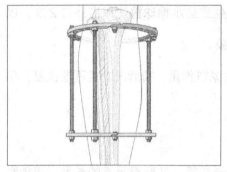

图4-11 伊氏架能起到坚强的外固定作用

患儿手术后，家长看到患儿的患肢是由多根穿透皮肤的克氏针及沉重的外固定架固定，难免会产生焦虑、紧张、恐惧心理。为了消除家长的疑惑并使其配合护理，必须向家长说明什么是外固定架及其重要的作用。

先天性胫骨假关节患儿，应用伊氏架外固定矫形技术，将胫骨假关节病变组织切除后，将胫骨两端通过髓内棒内固定，植骨手术后加以外固定，达到坚强稳定的固定作用。

由于伊氏架外固定是通过克氏针穿过骨骼、肌肉、皮肤后，其两端固定在外固定环中，而外固定环多采用钛合金材料，相对较重。但能对胫骨假关节手术后起到坚强的外固定作用。

75. 如何护理佩戴外固定架的患儿？

外固定架在患儿手术后肩负着患儿后期康复的神圣使命，如何护理好至关重要。

（1）心理护理

告知患儿及家属外固定架治疗的必要性、外固定架固定所需的时间、期间护理注意点。采用视频宣教的形式让家长一目了然，消除紧张、恐惧心理。

（2）体位护理

为减轻伤肢肿胀，术后患肢要抬高 10°—30°，可用软枕抬高患肢以促进静脉回流，减轻肿胀。

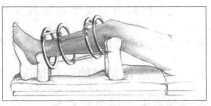

图 4-12 可用软枕抬高患肢

（3）针道护理

每日 2 次用 75% 的酒精棉球逐个擦拭消毒针道；先消毒针孔周围皮肤，直径约 5 厘米，换消毒棉球再消毒针孔及所贯穿的钢针，不要强行消除结痂。分泌物多时增加针道消毒次数，如出现针孔周围红肿，有脓性分泌物流出，遵医嘱使用抗生素。

（4）保持外固定架的清洁，防止大小便污染

外固定架用消毒保护套包裹，每 2—3 天更换一次。如有污染应随时更换。

（5）基础护理

基础护理包括皮肤、口腔、外阴等护理。患儿经历大手术，机体代谢

消耗增多，加之手术后的哭吵，出汗增多，应及时清洁皮肤，更换干净衣服。大便后，用温水清洗肛门，防止感染。

（6）饮食护理

保证营养的摄入，详见手术后饮食护理相关内容。

---

76. 外固定架的针孔出血怎么办?

先天性胫骨假关节术后几天外固定架针孔处常常有血液渗出或流出，针孔也是一种引流的通道，将手术过程中残留在伤口处的血液引流出体外，是术后较常见的一种情况，家长不必太担忧。出血或渗血量多时，须警惕有无毛细血管损伤，出血或渗血量少时，医生会根据不同情况进行处理。

出血量少时，指针孔处的纱布稍有血液渗出，一般使用止血药物，可控制出血。

出血量稍多，针孔处的纱布或棉球被血液渗湿时，可在针孔处用敷料加压包扎止血，配合使用止血药物。不要强行除去针孔周围血痂，加强观察与护理，可达止血目的。

出血量多，且流出速度较快，患儿有心率增快的表现，应立即进行局部加压包扎，用止血药物，必要时进手术室，在麻醉下进行小血管结扎止血处理。

补充营养：给患儿进食富含铁（富含铁元素的食物详见附录表）元素

的食物，如：瘦肉、猪皮、肝、蛋黄、豆制品、胡萝卜及其他新鲜蔬菜和水果等，提升血色素，促进伤口愈合，减少出血的现象。

➕ 77. 出院后外固定架如何处理？

先天性胫骨假关节患儿术后，戴外固定架时间为 4—6 个月，除早期在医院进行康复外，术后绝大部分时间在家中度过，因此，正确、细致、认真的外固定架护理，尤其重要。

（1）与患儿沟通：护理之前与患儿沟通，尊重患儿的意见，取得患儿的配合，在沟通中要鼓励患儿，及时表扬与肯定患儿在治疗过程中的表现。

（2）针道护理：针道在无渗血渗液的情况下，照护者可用无菌生理盐水逐个清洗针孔及周围皮肤，每日两次；有少量渗血者，可适当增加针道清洗的次数，保持针孔及周围皮肤清洁干燥，但不可过于频繁，以免影响伤口愈合。在家中护理时，需注意消毒用棉球、酒精、无菌生理盐水在有效期内。如针道有大量渗血或红肿、热、痛等情况；及时上医院就诊。

（3）外固定架用消毒或清洁包布包裹，每 2—3 天更换一次，并清洁消毒。

（4）体位：患肢如有肿胀应用软垫枕抬高患肢，高于心脏平面，以促进静脉血回流，减轻肿胀，同时注意足跟悬空，避免足跟压疮。如带外固定架走路，每次时间不要太长，约半个小时后要适当休息并抬高患肢。

（5）固定架保护：患儿及家长不能随便拆卸或松动固定支架的螺丝以

免引起支架松脱，每日检查外固定架螺丝的松紧度，如有松脱及时就诊。

（6）功能锻炼：患儿出院后每日坚持进行下肢功能锻炼，如：

①股四头肌的等长收缩。方法：用力绷紧大腿肌肉十秒，再放松十秒，每十次为一组，每次十组。

②伸屈足趾。方法：将足背及足趾用力背伸及趾屈，次数同股四头肌锻炼法。

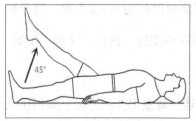

图4-13 下肢伸腿抬高锻炼

③下肢伸腿抬高锻炼。方法：平卧于床上，将下肢抬高于床面45°，再放下，重复锻炼，时间同前。该方法可防止关节粘连、肌肉挛缩等并发症的发生，缩短假关节愈合时间。活动强度以切口疼痛能耐受为宜，范围由小到大，动作由轻到重。

（7）合理营养：给予高蛋白质、高热量、高维生素饮食，每日保证有鸡蛋、肉、鱼等蛋白质及蔬菜摄入，提高免疫力，促进骨折愈合。

（8）加强生活护理，预防感染，如上呼吸道感染。患儿出汗时及时更换衣服。

（9）加强安全护理：患儿因腿上佩戴较重的外固定架，需注意防止外力的碰撞，如从床上坠床或碰到硬物上，带架走路的患儿要防跌倒。

（10）条件允许者出院后一周应到门诊复查，条件不允许者每月应来院复查或用微信、QQ等方式询问康复情况，将患儿照片及拍摄的X线片上传复查。当发生针头红、肿、流脓及发热等情况应及时随诊。

78. 胫骨切口处伤口多久能愈合？

胫骨假关节术后胫骨处的伤口两周内基本可以愈合，切口愈合后，可拆除伤口处缝线，如缝合用的是可吸收的蛋白线，则切口处缝线不需要拆线。

伤口切除缝线后，应保持患儿伤口局部清洁干燥，伤口在愈合的过程中，可出现局部轻微瘙痒现象，不要用手抓挠局部，必要时给予患儿约束。不吃辛辣有刺激性的食物，注意休息，可在床上躺着或坐着，用软枕把下肢抬高以利于腿部的血液回流，有利于伤口的恢复。

79. 为何术后需复查骨盆平片检查髂骨取骨区？

髂骨取骨区的生长情况，需借助 X 线片骨盆平片才能观察到。因此，术后复查骨盆平片检查髂骨取骨区的目的是检查髂骨的生长情况。

髂骨取骨区一周内需拍摄一个骨盆 X 平片，了解取骨区局部骨骼情况。术后半年、一年，各复查一次骨盆平片。由于每个孩子的年龄、营养状况、体质等差异，其髂骨生长速度和完全康复的时间也会有所不同，但基本上在一年左右均能完全生长愈合完成。如超过一年未能生长愈合好，则应去医院进行检查。

✚ 80. 如何进行康复活动？

康复活动是在不影响患肢外固定支架的情况下，尽快地恢复患肢肌肉、肌腱、韧带、关节囊等软组织的活动，康复活动能够促进局部消肿。

康复活动分为早、中、后期三个阶段。

（1）早期康复活动（伊氏架外固定后 1—2 周）

锻炼下肢肌肉的方法：股四头肌的等长收缩，用力绷紧大腿肌肉再放松，再紧绷，反复进行，每晚 10 组，每 10 次为一组，增强臀大肌、股四头肌的力量。用力伸屈足趾，促进血液回流，防止肌肉废用性萎缩。

小年龄患儿在家长的协助下做膝关节屈伸运动，刚开始时，膝关节屈曲至 90 度，逐渐增加度数，以屈膝时伊氏支架碰到小腿皮肤即可，再伸膝至 180 度，以不感到疼痛为宜。年龄稍大的孩子可以自主活动，每天可锻炼 2—3 次，每次 5—10 分钟，防止膝关节僵硬。

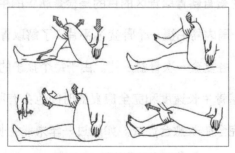

图 4-14　膝关节屈伸运动

（2）中期的康复活动（术后的 2 周到拆除外固定架之前）

患儿此期在照护者或健肢的帮助下进行肢体活动，继续做早期的肌肉舒缩锻炼，此期锻炼时更应注意全身和局部活动相结合。

局部运动要求未被固定的关节进行主动运动,仰卧,患肢伸直,腿下垫一薄枕,反复将患肢向上抬起、放下,每天 2—3 次,每次 10—15 分钟。

全身活动,可进行上肢关节的训练,及练习行走训练。

(3)后期的康复活动(拆除石膏后,佩戴矫形支具时)

此期先天性胫骨假关节部位已达临床愈合标准,石膏固定已拆除。

肌肉收缩功能训练,同早、中期。

行走,也是康复锻炼的一种很好的方法。经 X 拍片确认胫骨假关节手术处已愈合,经医生允许后,可开始站立、行走,站立应从健肢完全负重开始,慢慢转移重量到患肢负重,从部分负重到完全负重。如骨骼有酸痛感,应停止锻炼,减少锻炼量。整个过程循序渐进,直至患肢能单独负重,不可操之过急。

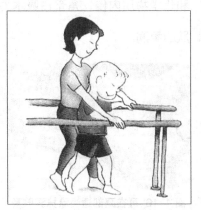

图 4-15 行走是康复锻炼的好方法

康复活动应根据孩子的年龄和承受能力而定,活动范围由小到大,次数由少到多,力量由弱到强,不能操之过急,不能让病人感到疲劳和手术部位发生疼痛。康复活动应以病人主动活动为主,如由医务人员帮助时,仅能做扶持伤肢的辅助动作,不应由他人用力扳推,或做被动的屈伸、扭转等动作,以免增加病人的痛苦,影响患肢的愈合。

81. 石膏拆除后腿部脱皮怎么办？

人体正常的皮肤结构分为三层：表皮、真皮和皮下组织。

表皮是皮肤最外面的一层，平均厚度为 0.2 毫米，根据细胞的不同发展阶段和形态特点，表皮由外向内又分为 5 层：角质层、透明层、颗粒层、棘细胞层和基底层。而角质层含有角蛋白，它能抵抗摩擦，防止体液外渗和化学物质内侵，角蛋白吸水力较强，一般含水量不低于 10%，以维持皮肤的柔润。

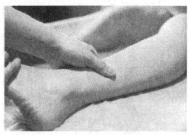

图 4-16 可在腿部适当涂抹润肤膏

患儿小腿石膏固定后，因为皮肤处于长时间石膏固定状态，无法清洗，这样皮肤的角质层就无法正常脱落，加之儿童的新陈代谢又很快，所以在拆除石膏以后会有皮肤干燥脱皮、发痒的情况。家人不必着急担忧，回家以后可以用温水轻轻为患儿清洗，多吃点蔬菜水果，保持皮肤湿润，还可适当用一些润肤膏如郁美净儿童霜等，孩子的皮肤很快就可以恢复正常。

82. 石膏拆除后患肢皮肤长黑毛是怎么回事？

石膏固定后患肢皮肤长出黑毛并不常见，以往的医学文献也很少有记载，特别是亚洲案例更是少见。这种情况可能是由于石膏内皮肤长期摩擦，加之石膏里面闷热潮湿刺激了毛发的生长，因石膏固定之后长期不能洗澡，不能清洁皮肤，使其新陈代谢不能顺利进行，无法按期脱落，所以长出了黑毛。再者可能为血管收缩，血液循环减慢，养分无法顺利地送达皮肤细胞，使毛发干燥、老化，导致毛囊堵塞了毛孔，影响了汗腺的正常分泌，长出黑毛。

长出的黑毛不需要特殊的处理，过段时间一般就会自然脱落，慢慢消退，注意皮肤清洁就可以了。

---

83. 石膏固定后关节僵硬怎么办？

关节僵硬是先天性胫骨假关节术后石膏固定后的常见并发症之一，主要是指关节的正常功能（如屈伸、旋转、外展等）发生不同程度的障碍，表现为活动范围的减小或消失。

引起关节僵硬的原因可能是手术或是石膏固定术后，以致不能像平时一样运动锻炼，长时间的束缚导致了关节周围的韧带或肌腱发生僵硬，失去灵活，类似于被胶粘着的感觉。为减轻胫骨假关节术后关节僵硬可从以下几个方面入手：

（1）心理护理

家人需与患儿亲切交谈，对患儿进行耐心细致的讲解与引导，鼓励患儿树立战胜疾病的信心及恒心，积极、主动加强锻炼。

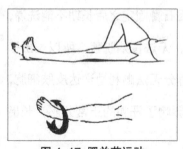
图 4-17 踝关节运动

（2）积极的自我康复训练

①股四头肌等长收缩：同术后康复训练。

②主动运动：如膝关节发生僵硬，不影响踝关节的活动时，可做踝关节的背伸、趾屈及伸屈足趾等。

（3）中药熏洗

用红花、当归、桂枝等中药熬制后进行熏洗，使血液淋巴回流通畅，解除粘连僵硬症状。

（4）理疗

局部红外线照射、热敷、磁疗等对肢体僵硬的恢复也起到一定的作用。

（5）被动运动

在中药熏洗或理疗的基础上，如发生关节僵硬的部位为膝关节，则在医师、护士的帮助下，可一手固定患儿大腿，慢慢协助患儿膝关节屈曲，保持一定的力度，以患儿能耐受为度，每天增加一定的度数，并保持在该度数时的体位几分钟，以达到慢慢接受新的肢体的位置。

84. 长时间石膏固定应如何护理？

长时间的石膏的固定会在一定程度上影响到下肢的血液循环及关节、肌肉组织的力量等，因此石膏护理尤其重要。

因石膏非常坚硬，石膏固定前会在接触皮肤部位裹上袜套或几层棉纸，防止坚硬的石膏压迫肢体。虽然采取了上述措施，但足后跟等突出部位仍可出现压迫现象，时间长了就易发生溃烂、压迫性溃疡等。

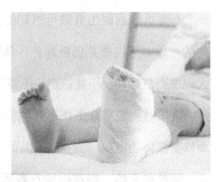

图 4-18 家长要注意观察石膏边缘的异常现象

因此家长要注意观察石膏边缘及骨突部位有无疼痛、红肿、擦伤、水泡，有无局部异常疼痛现象等。如有上述情况则表明石膏局部受压，需打开石膏局部甚至是石膏拆除。

保持被褥整洁、平整，协助患儿定时翻身，用软枕将患肢抬高。

定时观察和判断患肢远端的血运、感觉和运动情况，注意足趾有无发紫、浮肿、麻木等，防止发生骨筋膜室综合征并发症。

长时间石膏固定，可产生肌肉萎缩和关节僵硬，为了不影响下肢的生长，应鼓励患儿做主动、被动的康复训练，方法见"如何进行康复活动"相关内容。

按照医嘱按时定期复查 x 线片。

85. 拆石膏后多久可进行骑单车训练？

石膏拆除，说明患儿的关节活动基本恢复正常，但石膏固定期间，患儿可能形成了石膏保护的心理依赖。石膏固定时肢体活动，不用担心碰撞到脆弱的肢体，石膏拆除后，失去保护屏障，下肢需要逐步适应。

石膏拆除后医生会做可拆卸的支具对患肢进行保护固定，但石膏拆除后的一段时间内患儿仍需静养，最初可通过肢体抬高、慢走来锻炼。切忌大幅度剧烈运动，不能快跑，不能与人追赶，更不能急于进行骑单车训练。

这段时间应重点锻炼患儿的肌肉和关节的全面协调，以达到逐步地全面恢复肢体功能。

骑单车训练，应在拆除石膏后 2—3 月再考虑进行，一般在支具保护下采用能骑而不行走的自行车，用足踝脚踏转动车轮，每次动作维持 10 秒，每次 30 组动作。而且要根据每位患儿具体情况具体分析，不可盲目进行。

必要时患儿还应根据治疗需要，按时复查 X 线片，以便医生了解骨骼愈合情况，及时调整运动锻炼方案，达到最佳的治疗效果。

➕ 86.先天性胫骨假关节手术后患儿会疼痛多久？

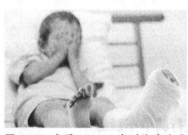

图 4-19 术后 24—48 小时为疼痛感最强时期

先天性胫骨假关节由于手术创伤大，活动受到限制，疼痛会影响组织修复和再生。如果镇痛完善，患儿机体的应急反应会降低，对促进患儿的伤口愈合及活动康复具有非常重要的意义。

手术后 24—48 小时为疼痛感最强时期，此期，医生会为患儿安装自动控制的镇痛泵，镇痛药物会缓慢持续经过静脉进入体内，达到镇痛效果。镇痛泵使用的时间，一般为 48—72 小时。

3—4 天后，患儿疼痛感减轻，患儿逐渐适应术后状态，精神和食欲状态逐渐好转，舒适度日渐增加，5—7 天后，疼痛会慢慢消除。

手术后每个患儿对疼痛的反应也有个体差异，与患儿的年龄、性别、性格、手术方式及是否经历过手术有关，年龄小的孩子对疼痛的反应相对不敏感一些，女孩比男孩敏感，性格内向的患儿比外向性格敏感，第一次手术者更敏感。

---

 87. 先天性胫骨假关节患儿的支具晚上能取下来吗？

暂不适宜手术的患儿或石膏拆除后需要佩戴支具进行保护的患儿，晚上睡着了，家长能把支具取下来吗？

回答是否定的。因为是保护性支具，所以晚上必须用支具保护患肢，以防止意外外伤，避免发生骨折。

患儿晚夜间佩戴支具应注意以下几点：

检查：首先妈妈或照顾者要检查患儿的支具是否绑得太紧，如果过紧，可以放松支具粘贴带，防止过紧压破皮肤或影响患肢血液循环。

固定：采用逐渐增加固定时间的方法，让孩子逐步适应。掌握佩戴支具的正确方法，佩戴支具时必须让患儿躺或坐在床上佩戴，松紧适度，过紧易出现压伤，过松则达不到制动目的，将支具松紧度调节好后方可在床上活动，每日需检查支具固定束带是否牢固，对皮肤有无摩擦及压伤等。

观察：观察肢体有无疼痛、肿胀、紫绀或苍白、末梢麻木、肌肉无力等情况，如发生常为支具压迫或固定过紧引起，应适当调整。

护理：做好患肢皮肤的清洁护理，每日清洗患肢，对支具着力部位进行按摩，提高皮肤耐磨性。

✚ 88. 保护支具内皮肤长痱子怎样预防？

痱子，又称红色粟粒疹，是由于高温、潮湿等因素作用于皮肤引起汗管口的角质层浸渍膨胀，使汗孔堵塞，汗腺自主神经功能障碍，汗腺功能异常，合并细菌感染引起。

先天性胫骨假关节术后，佩戴护具的患儿，因皮肤被包裹，表皮温度较高，潮湿的环境使排汗功能受到一定程度的限制，容易长痱子。因此在炎热夏季，应尽量保持室内的通风凉爽，室内湿度不要太大。穿在护具内的袜子应全棉透气，勤用温水清洗患肢，保持皮肤清洁干燥，排汗通畅。如天气太热，建议不要让孩子长时间在外面玩。如袜套被汗湿应及时更换，也可以使用预防痱子的药物外擦。饮食注意多吃清凉、清淡食物，多吃水果蔬菜，多补充水分等。

五

随访篇

✚ 89. 孩子哪些情况需要来院复查?

如果发现患儿出现下列情况,请来院复查:

(1)外固定支架出现松动或断针。

(2)患肢皮肤出现红肿、针孔处可见异常渗出液,或者患儿出现不明原因发热。

(3)患肢出现异常疼痛。

(4)有肢体成角、关节挛缩及活动障碍,双腿长短差异明显时。

(5)X线检查发现假关节长期未愈合,有骨质疏松与萎缩状况。

(6)术后至孩子成年以前应定期复查。

(7)有任何涉及假关节相关的疑问不能获得有效解决时,应来院复查。

90. 不能来院复查的孩子需要寄哪些资料来院随诊？

因胫骨假关节属罕见病例，手术后患儿情况较为复杂，来院面诊有利后续治疗和康复。手术后患儿如果无特殊情况必须定期来院复查，如果因路途遥远，或确有困难无法每次都来医院复查者，请家长准备好这些资料寄来医院复查：

（1）患儿姓名，住院号。

（2）注明手术后的时间。

（3）患儿双小腿的大体照片及测量的小腿长度，必要时可能需要按医师要求录制患肢膝关节的关节活动视频。

（4）近期双侧胫腓骨的正、侧位片。

------

91. 家长如何向医生描述孩子目前的情况？

描述患儿在胫骨假关节术后的主要情况，包括：

（1）患儿有无明显不适，如疼痛、发热以及其特点。

（2）手术切口与针孔处有无红肿、渗液，有无气味、肿胀等。

（3）医师要求患儿的关节训练情况及范围，日常活动安全性如何。

（4）佩戴支具后有无皮肤破溃等不适，以及大小长度是否合适。

描述患儿病情时，应准确地回答医师询问的问题，如：医师问"外固定有无松动"？家长需明确回答"有"或"无"。如有松动，说出松动的部位，以及何时发生松动的。

出院回家期间如果有过外院治疗经过一定要告知医师，为医师准确判断治疗效果及矫形方案提供依据。

➕ 92. 孩子出院后外固定架如何护理？

（1）家长应每日观察外固定架 1—2 次，观察内容包括：固定外固定环组的螺钉有无松动，克氏针有无变形、断针，患肢皮肤有无红肿，针孔处有无异常渗出，患儿有无异常疼痛等。

（2）家长每日应用无菌生理盐水或 75% 乙醇棉球清洗各针孔处皮肤 2—3 次，如针孔处出现发红、流脓等感染症状需增加消毒的次数，必要时口服头孢类抗生素。

（3）患肢需用防尘裤套遮盖或用无菌巾包裹，以预防感染。

➕ 93. 如何进行外固定支架调整？

先天性胫骨假关节应用外固定架进行矫形手术治疗，有些患儿的假关节部位需要加压，有些患儿因为胫骨短缩明显，术后需要进行胫骨延长。这些都需要通过外固定支架的调整来得到实现。

通常推荐每日调整的长度不超过 1mm（调节螺丝不超过一圈），螺丝

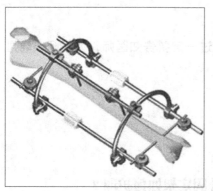

图 5-1 外固定支架每日调整的长度不
要超过 1mm

每转动 1/4 周为 0.25mm，每日可分多次进行。需要延长时先松一侧环组的外沿螺钉，接着扣紧相应的内沿螺钉。需要加压时则顺序相反。

患儿在住院期间，家长应在医护人员指导下学会调节外固定支架，回家后才可给患儿进行调整，且必须定期复查，避免出现意外。

---

 94. 出院后可以立刻进行下肢关节康复活动吗？

先天性胫骨假关节的患儿术后可能出现患肢膝关节的活动障碍，但这种术后并发症可以通过术后的主被动关节功能训练得到改善，出院后何时开始关节活动训练合适呢？

患儿出院后即可进行下肢关节康复活动。只要孩子术后伤口疼痛缓解即可以开始进行患肢的主被动关节功能训练。但此时需注意禁止患肢负重。

康复训练的原则：

（1）在医师指导下进行。

（2）安全及无疼痛。

（3）以患儿主动训练为主。

（4）规律训练。

（5）循序渐进进行训练。

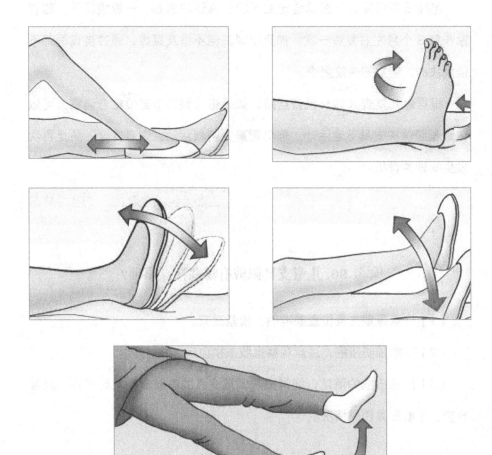

图 5-2 下肢康复运动以患儿主动训练为主

➕ 95. 患儿拆除石膏后多久复查一次？

患肢石膏拆除后，医师会定制长腿支具保护患肢，一般情况下，建议家长每3个月左右复查一次。如果出现任何不适及疑虑，通过咨询医师不能解决时，应立即来院复查。

根据患儿复查X线片检查结果，如果患儿假关节部位愈合满意，可以佩戴长腿保护支具下地活动。但仍需避免剧烈活动，注意安全，防止再次发生病理性骨折。

➕ 96. 儿童支具佩戴有哪些注意事项？

（1）注意佩戴支具位置要准确，松紧适宜。

（2）注意预防压疮，注意观察患肢末梢血运。

（3）注意皮肤的清洁，经常擦洗佩戴支具的患肢。应及时保养，经常检查、了解支具使用情况。

➕ 97. 先天性胫骨假关节需要佩戴哪些不同支具？

（1）佩戴膝踝足支具的患儿类型

可能导致膝关节屈曲畸形和关节僵硬的治疗以后需要佩戴。如胫骨延长术后，因为骨延长导致跨膝关节的肌肉紧张，为预防膝关节屈曲挛缩畸形，用膝踝足支具可以半强制性使膝关节伸直预防屈曲畸形；又可定期调节开关，让膝关节主被动做屈伸活动，预防关节僵硬。

在胫骨中上段做了截骨手术后的骨愈合期内，膝下型支具无法提供可靠保护，需佩戴可调膝踝足支具以预防再骨折及膝关节屈曲挛缩僵硬等并发症。

（2）佩戴踝足支具的患儿类型

对假关节位于胫骨中下段的孩子，如果尚未出现假关节部位骨折或无明显移位，以及胫骨不需延长、踝关节被髓内棒固定的中下段的假关节术后的孩子可佩带固定式踝足支具予以保护。

（3）佩戴动踝与静踝支具的患儿类型

对假关节位于胫骨中下段、无骨折且假关节部位粗大难以发生骨折，以及中下段胫骨假关节术后，无骨延长、愈合较好、无髓内棒固定踝关节的孩子可以佩戴可动式足踝支具。

➕ 98. 支具需要更换吗？

（1）当患肢支具松紧不适合，压迫皮肤、血管、神经时应该予以支具更换。

（2）当孩子胫骨、股骨、足的长度因生长发生明显变化，原有支具丧失保护作用时需要更换支具。

（3）当支具破损影响结构稳定时也需更换支具。

✚ 99. 佩戴支具时哪些动作应避免？

支具的保护作用是有限的，佩戴支具的患儿应该避免剧烈运动，譬如跑步、跳跃，防止外伤导致胫腓骨骨折。

✚ 100. 什么运动可解决小腿粗细不同的问题？

患病小腿较细小一般有两种原因：（1）先天性骨与肌肉发育不良；（2）不能正常运动导致的相对萎缩。对于前者不能恢复至正常，而后者可以通过安全性运动训练和活动，逐渐获得改善与恢复。即坐位或卧位小腿肌肉收缩训练，用力绷紧小腿肌肉，持续 10—20 秒，放松 5—10 秒，重复 20—30 遍，每天 4—5 次。此外，在医生的指导下尽早恢复下地行走也能更早地改善小腿肌肉萎缩。

分享篇

典型病例

患儿，女，2岁。

诊断：右侧先天性胫骨假关节。

手术时间：2008年7月。

手术名称：右胫骨假关节切除＋髓内棒固定＋伊式架外固定＋自体髂骨移植术。

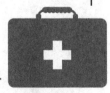

术前

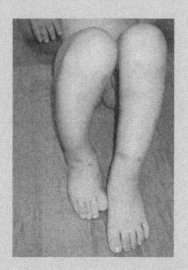

小腿成角畸形，双下肢不等长

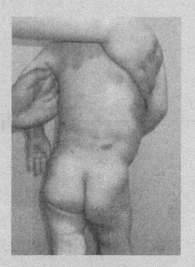

背部可见咖啡斑

图 6-1 患儿术前照

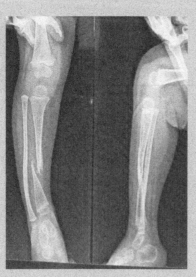

图 6-2 患儿术前 X 线片诊断右侧胫骨假关节

术后

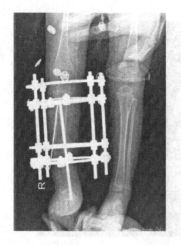

正位片

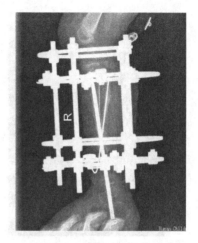

侧位片

图6-3 患儿术后4月X线片

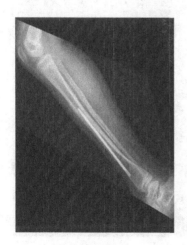

正位片

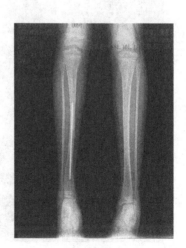

侧位片

图6-4 患儿术后8年X线片，假关节完全愈合

术后

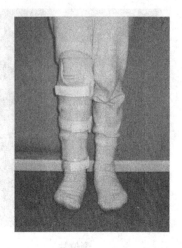 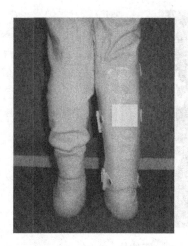

正面　　　　　　　　　　　　　　　背面

图 6-5 患儿术后佩戴支具保护

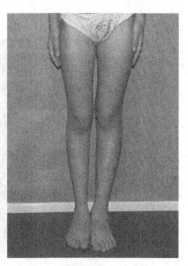 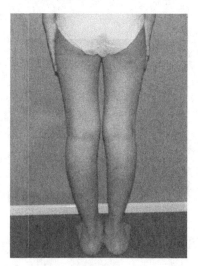

正面　　　　　　　　　　　　　　　背面

患儿术后双下肢力线正常，肢体等长

图 6-6 患儿术后 7 年照

典型病例

患儿，女，2 岁 10 个月。

诊断：左侧先天性胫骨假关节术后（已在外院进行二次手术）。

手术时间：2008 年 8 月。

手术名称：左侧胫骨假关节切除＋经足踝髓内棒固定＋自体髂骨移植＋伊氏架外固定系统固定＋胫骨近端截骨逐渐延长术。

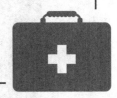

术前

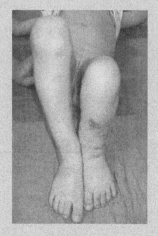
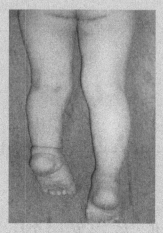

正面　　　　　　　　　　　　　背面

患儿双下肢不等长，小腿可见咖啡斑

图 6-7 患儿术前照

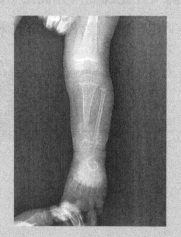
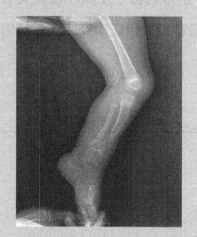

正位片　　　　　　　　　　　　侧位片

图 6-8 患儿术前 X 线片

术后

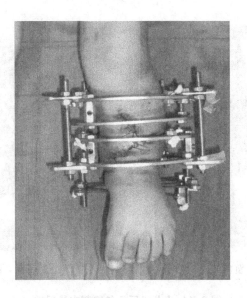

图 6-9 患儿术后 1 月伊氏支架外固定照片

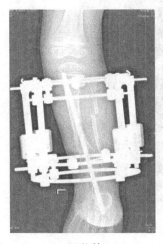

正位片

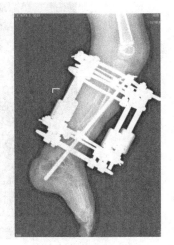

侧位片

图 6-10 患儿术后 1 年 X 线片

术后

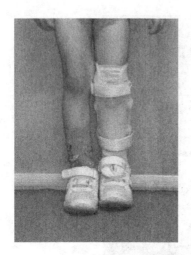 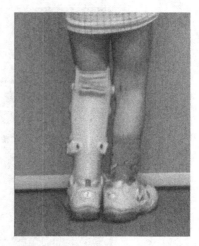

正面 　　　　　　　　　　　　　背面

图 6-11 患儿术后 4 年佩戴支具保护

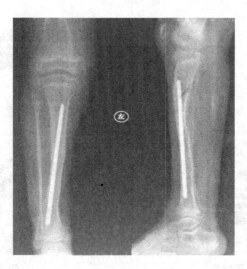

正位片 　　　　　　　侧位片

图 6-12 患儿术后 6 年 X 线片

术后

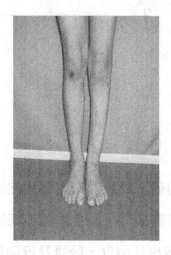

正面

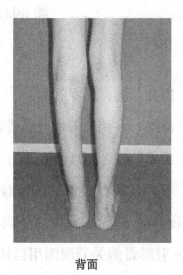

背面

图 6-13 术后 8 年患儿双下肢基本等长，肢体力线基本正常

典型病例 3

患儿，男，1岁3月。

诊断：右侧先天性胫腓骨假关节。

手术时间：2014年4月。

手术名称：胫骨、腓骨假关节切除＋经足踝髓内棒固定胫骨＋Ilizarov外固定装置加压固定胫骨假关节＋腓骨髓内克氏针固定＋胫腓骨假关节周围用自体髂骨包裹式植骨＋胫腓骨近端截骨＋Ilizarov装置外固定＋逐渐延长术。

术前

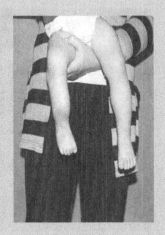

正面

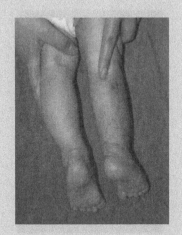

背面

图 6-14 患儿术前照

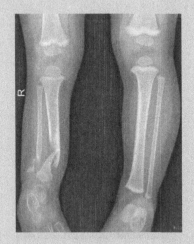

正位片

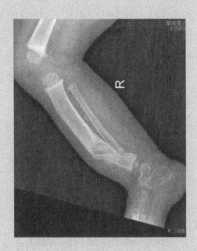

侧位片

图 6-15 患儿术前 X 线片

术后

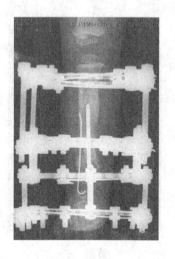 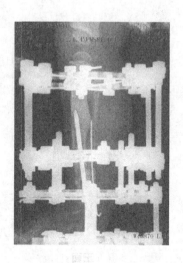

正位片 侧位片

图 6-16 患儿术后 4 月 X 线片

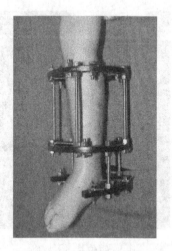 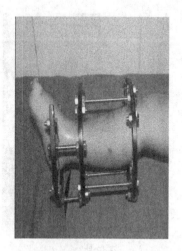

正面 侧面

图 6-17 患儿术后 4 月伊氏架固定

术后

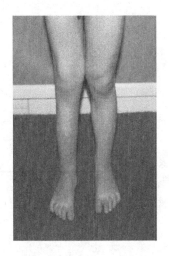
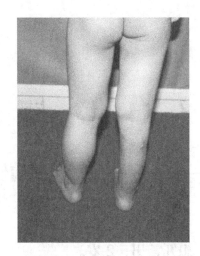

正面   背面

图 6-18 患儿术后 1 年照

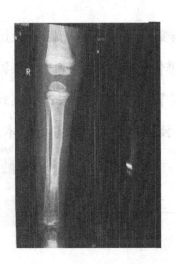
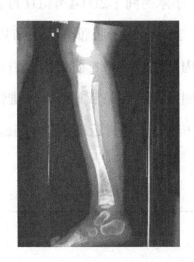

正位片   侧位片

图 6-19 患儿术后 2 年 X 线片，髓内棒已拔除

典型病例

患儿，男，2岁。

诊断：右侧先天性胫骨假关节。

手术时间：2014年10月。

手术名称：胫腓骨假关节周围病变组织袖套状切除＋经足踝髓内棒固定胫骨＋腓骨克氏针固定腓骨＋Ilizarov外固定装置加压固定胫骨假关节＋胫骨、腓骨假关节周围用自体髂骨包裹式植骨＋胫骨、腓骨近端截骨＋Ilizarov装置外固定＋逐渐延长术。

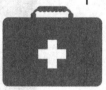

术前

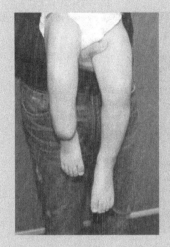 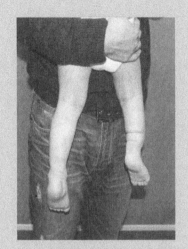

正面　　　　　　　　　　　　　背面

图 6-20　患儿术前照，右下肢可见明显成角畸形

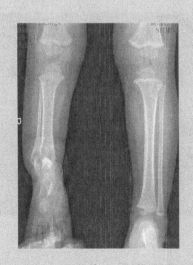 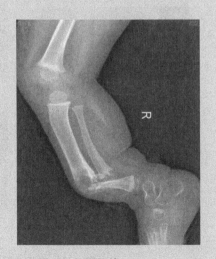

正位片　　　　　　　　　　　　侧位片

图 6-21　患儿术前 X 线片

术后

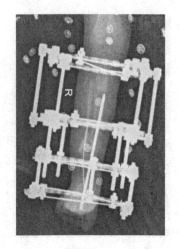

正位片

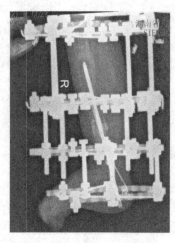

侧位片

图 6-22 患儿术后 2 月 X 线片

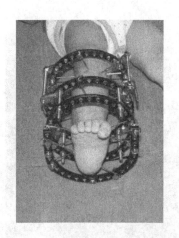

正面

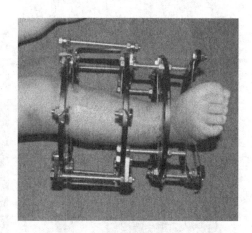

侧面

图 6-23 患儿术后 4 月伊氏架固定照

术后

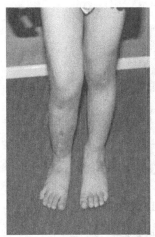

正面

背面

图 6-24 患儿术后 1 年大体照，右下肢成角畸形明显改善

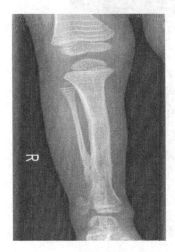

正位片

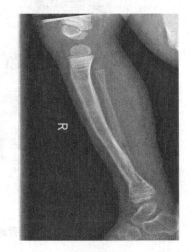

侧位片

图 6-25 患儿术后 1 年 9 月 X 线片，髓内棒已拔除

术后

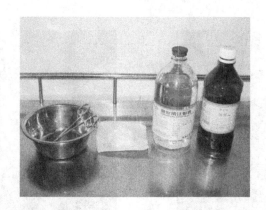

络合碘、无菌生理盐水、无菌棉球、无菌止血钳、无菌换药碗

图 6-26 针道消毒用物准备

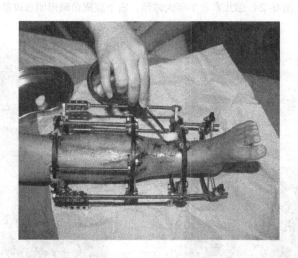

图 6-27 每日进行针道消毒（逐个仔细消毒针道）

术后

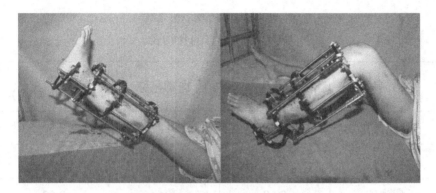

图 6-28 术后进行膝关节屈伸功能训练

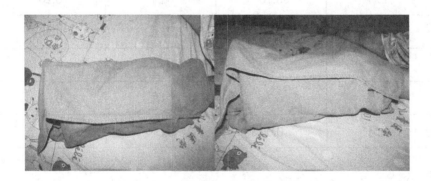

图 6-29 包布包裹伊氏架

附录　几种营养素食物含量表

表1 含铁丰富的食物表

食物名称	铁质（mg） （每100g食物）	食物名称	铁质（mg） （每100g食物）
猪肝	10.20	绿叶蔬菜	2.50
猪肾	6.00	葡萄干	3.10
瘦牛肉	3.60	葡萄	0.50
瘦猪肉	1.50	红提（干）	2.60
猪肉松	10.50	黑提（干）	3.90
牡蛎	8.70	橘子	0.20
黄豆	7.40	香蕉	0.50
鸡蛋	2.80	木瓜	0.30
蛋黄	6.70	白菜	0.60
牛奶	0.04	糙米	1.50

表2 含钙丰富的食物表

食物名称	钙（mg）（每100g食物）	食物名称	钙（mg）（每100g食物）
芝麻酱	1170	苋菜（红）	178
虾皮	991	黄豆	169
芝麻	946	豆腐	164
蕨菜	851	鹌鹑蛋	140
奶酪	799	蛋黄	112
全脂奶粉	676	油菜	108
海带	455	牛奶	104
紫菜	422	榛子	104
淡水虾	325	柠檬	101
黄花菜	301	枣	80
黑木耳	295	杏仁	71
荠菜	294	银耳	36
花生仁	284	标准粉	31
南瓜子	235	大米	13
雪里蕻	230	羊肉（瘦）	9
黑豆	224	鸡肉（含皮）	9
海蟹	208	牛肉（瘦）	9
大豆	191	猪肉（瘦）	6

表3 富含蛋白质的食物表

食物名称	含量（克/100克）
豆腐皮	44.6
扁豆	25.3
花生仁	24.8
千张（百叶）	24.5
猪肉松	23.4
乌骨鸡	22.3
豌豆	20.3
瘦猪肉	20.3
全脂奶粉	20.1
青鱼	20.1

参 考 文 献

1. 刘尧喜，梅海波，刘昆，等 . 一种新的儿童先天性胫骨假关节的 X 线分型 [J]. 中华小儿外科杂志，2016，37（1）：29-33.

2. Crawford AH.Neurofibromatosis in Children.Acta Orthop Scand,1986,218：1-60.

3. 谢鑑辉，梅海波，等 . 卧床病人的家庭护理 . 广州：世界图书出版广东有限公司，2012.

4. 梅海波，谢鑑辉 . 儿童骨骼的保养 . 长沙：湖南科技出版社，2008.

5. 梅海波，汤用波 .Masquelet 技术治疗儿童先天性胫骨假关节 . 中华小儿外科杂志，2015，36（5）：331-334.

6. 梅海波，赫荣国 . 联合手术技术治疗儿童先天性胫骨假关节 . 中华小儿外科杂志，2012，33（6）：421-424.

7. 刘尧喜，梅海波 . 先天性胫骨假关节治疗进展 . 国际骨科杂志，2014，35（5）：302-304.

8. 梅海波，汤用波 . 联合手术治疗先天性胫骨假关节的中期结果评价.中华小儿外科杂志,2015,36(7):489-495.

9.梅海波,赫荣国.包裹式自体髂骨移植治疗儿童先天性胫骨假关节的疗效观察.临床小儿外科杂志,2011,10(3):163-165.

10.梅海波,赫荣国.儿童先天性胫骨假关节愈合后应用 llizarov 行胫骨近端延长的疗效分析.中国创伤骨科杂志,2013,15(10):858-861.

11.梅海波.先天性胫骨假关节的外科治疗进展.中华小儿外科杂志,2007,28(8):437-739.

12.梅海波.儿童先天性胫骨假关节的联合手术治疗策略.中国实用儿科临床杂志,2015,30(23):1172-1176.